임플란트,
아무거나 하실 건가요?

임플란트,
아무거나 하실 건가요?

여러분의 10년 후, 20년 후를 위한 선택

함께 시작해볼까요?

박승우 | 김정무 지음

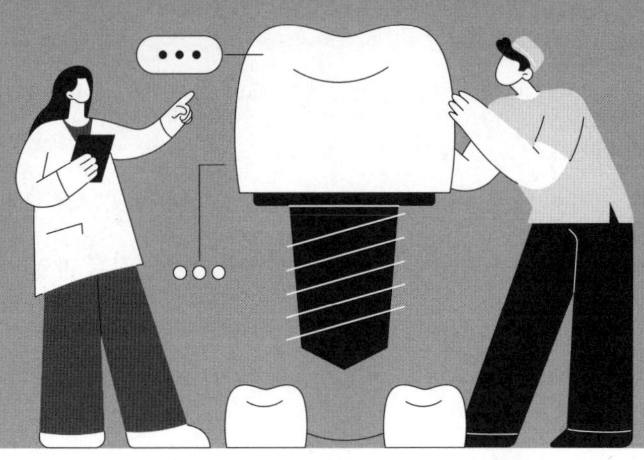

좋은땅

프롤로그

"싸게 해 드릴게요"라는 말이 불편한 이유

진료실 문을 열고 들어오시는 환자분들의 첫 질문은 대부분 비슷합니다.

"임플란트 얼마예요?"

"다른 데보다 싸게 해 주실 수 있어요?"

"요즘 이벤트 많이 하던데, 여기도 해요?"

저는 이럴 때마다 잠시 말을 멈추게 됩니다. 어떻게 대답해야 할까 고민하면서요.

작년 가을, 한 환자분이 오셨습니다. 손에는 인쇄된 광고 전단지를 들고 계셨죠.

"선생님, 여기 보세요. 임플란트 1개에 35만 원이래요. 근데 여기는 왜 이렇게 비싸요?"

제가 제시한 견적은 130만 원이었습니다. 당연히 환자분은 당황스러워하셨습니다. 같은 '임플란트'인데, 거의 4배 가까운 가격 차이가 나니까요.

"선생님, 솔직히 말씀해 주세요. 그냥 여기가 바가지 씌우는 거 아니

임플란트, 아무거나 하실 건가요?

에요?"

 이 질문을 들을 때마다 제 마음도 불편합니다. 마치 제가 과한 비용을 청구하는 사람처럼 느껴지니까요. 하지만 저는 압니다. 35만 원짜리 임플란트와 130만 원짜리 임플란트는 같은 이름을 가졌을 뿐, 완전히 다른 것이라는 걸요.

싸게 할 수 있는 이유

 궁금하지 않으세요? 35만 원이라고 광고하는 병원은 도대체 어떻게 운영되는지? 두 가지 경우가 있습니다.

 첫째, 광고는 35만 원이라고 해 놓고 막상 가면 더 좋은 것을 하도록 유도하거나 굳이 필요 없는 뼈 이식을 밀어 넣어 가격을 부풀려서 결국에는 다른 곳과 비교해서 별로 싸지 않거나 오히려 너 비싸지는 경우입니다. 광고비를 회수해야 하기 때문에 더욱이 다른 병원보다 비쌀 수밖에 없습니다. 그리고 잘 따지고 보면 제대로 잘 하는 병원은 그 병원을 경험했던 환자들의 소개로 새로운 환자들이 유입되는 곳이지, 가격이 싸다는 것을 내세워서 광고를 통해 새로운 환자를 계속 유입시켜야 하는 병원이 아닙니다.

 둘째, 어딘가를 생략하거나, 값싼 재료를 쓰고 있다는 겁니다. 품질이 떨어지는 중국산을 사용한다거나 국내에서 가장 많이 사용하는 제품이라고 소개해 놓고 실제로는 다른 제품을 사용하는 경우가 있겠습니다.

2년 만에 다시 온 최 선생님

몇 년 전, 최 모 씨(가명, 55세)를 처음 만났을 때가 기억납니다. 임플란트 상담을 하러 오셨는데, 제 설명을 듣고는 이렇게 말씀하셨죠.

"여기는 좀 비싸네요. 제가 알아본 데는 훨씬 저렴하던데… 거기 가서 해 볼게요."

그렇게 최 선생님은 다른 치과로 가셨습니다. 그런데 2년 후, 최 선생님이 다시 찾아오셨습니다. 이번에는 다급한 표정으로요.

"원장님, 2년 전에 다른 데서 임플란트 3개 했는데요. 1개가 자꾸 흔들리고 아파요. 거기 가니까 '원래 그럴 수 있다'는 말만 하고…."

CT를 찍어 보니 충격적이었습니다. 임플란트가 잇몸뼈 속에 제대로 각도가 안 맞게 심겨 있었습니다. 씹을 때마다 비정상적인 힘을 받아 주변 뼈가 녹기 시작했고, 염증까지 생긴 상태였습니다.

"이건… 빼야 할 것 같습니다."

"네? 겨우 2년 됐는데요?"

"네. 그리고 뼈가 많이 손상돼서, 뼈 이식을 하고 6개월 기다린 후에 다시 심어야 합니다."

최 선생님의 얼굴이 하얗게 질렸습니다.

　　　　　　　　　　　　　　　　　　　임플란트, 아무거나 하실 건가요?

"그럼 비용은⋯."

"3개 기준으로 대략 400만 원 정도 예상됩니다."

2년 전, 최 선생님은 3개에 150만 원을 내고 임플란트를 하셨다고 했습니다. '싸게' 하셨다며 좋아하셨죠. 그런데 지금은 그보다 훨씬 많은 비용을 들여 다시 해야 하는 상황이 됐습니다.

"싸게 해 드릴게요"의 진짜 의미

저는 치과 의사입니다. 그리고 근 10년간 이 일을 하면서 한 가지 확신을 갖게 됐습니다. 임플란트는 절대 '싸게' 할 수 있는 치료가 아니라는 것입니다. 생각해 보세요. 임플란트는 여러분의 잇몸을 절개하고, 뼈에 구멍을 내고, 티타늄 나사를 심고, 그 위에 인공 치아를 올리는 수술입니다. 그리고 그것이 앞으로 10년, 20년을 넘어 평생 동안 여러분의 입속에서 음식을 씹는 역할을 해야 합니다. 이런 치료를 "싸게 해 드릴게요"라고 말한다면, 그 말 뒤에는 반드시 뭔가가 숨어 있습니다.

시간을 줄였거나, 재료를 바꿨거나, 과정을 생략했거나, 사후 관리를 포기했거나.

마트에서 사는 두부가 아닙니다

"그래도 저렴한 게 나쁜 건 아니잖아요?"

맞습니다. 모든 것을 비싸게 사야 한다는 뜻은 아닙니다. 마트에 가서 같은 두부를 더 저렴하게 사는 건 현명한 소비입니다. 세일 기간에 옷을 사는 것도 똑똑한 선택이죠. 하지만 임플란트는 다릅니다. 두부는 맛이 없으면 버리면 됩니다. 옷은 마음에 안 들면 안 입으면 됩니다. 그런데 임플란트는요? 한번 심으면 여러분의 몸속에 들어갑니다. 뼈와 붙어서 하나가 됩니다. 문제가 생기면 빼내야 하는데, 그때는 멀쩡한 뼈까지 같이 손상됩니다. 그래서 임플란트는 '가격'이 아니라 '가치'로 선택해야 합니다.

가끔 이런 말을 듣습니다.

"요즘 치과는 다 돈만 밝혀. 비싸게 받으려고만 하더라."

솔직히 그런 말 들으면 마음이 아픕니다. 저는 장사꾼이 아닙니다. 치료하는 사람입니다. 그리고 제대로 된 치료를 하려면, 합당한 비용이 필요합니다. 검증된 임플란트 브랜드를 쓰려면 비용이 듭니다. 정밀한 CT를 찍고 3D로 분석하려면 장비가 필요합니다. 수술 계획을 세우고 시뮬레이션하려면 시간이 필요합니다. 보철물을 정밀하게 만들려면 숙련된 기공사가 필요합니다. 수술 후 몇 년간 정기 검진을 하려면 시스템이 필요합니다. 이 모든 것에는 비용이 듭니다. 그리고 저는 그 비용을 아끼지 않습니다. 왜냐하면 그것이 환자분의 10년 후를 책임지는 방법이라고 믿기 때문입니다.

이 책을 쓰는 이유

프롤로그

　진료실에서 상담할 때, 30분이라는 시간은 너무 짧습니다. 환자분께 임플란트에 대해 제대로 설명하기에는요. 그래서 이 책을 쓰기로 했습니다. 진료실에서 다 전하지 못했던 이야기들, "그때 이것까지 설명했다면 좋았을 텐데" 싶었던 것들, "이것만 알았어도 다른 선택을 하셨을 텐데" 하는 아쉬움들을 모두 이 책에 담았습니다.

　이 책은 임플란트 광고가 아닙니다. 특정 치과를 홍보하는 책도 아닙니다. 다만, 임플란트를 고민하는 여러분이 후회 없는 선택을 할 수 있도록 돕는 안내서입니다.

　어려운 의학 용어는 최대한 쉽게 풀어 설명했습니다. 실제 진료실에서 환자분들께 설명하듯이 썼습니다. 이 책을 다 읽으신 후에는, 여러분도 자신 있게 말할 수 있을 것입니다.

　"나는 임플란트에 대해 제대로 알고 있다."

　"그래서 현명한 선택을 할 수 있다."

　그것이 바로 제가 이 책을 쓰는 이유입니다. 여러분의 10년 후, 20년 후를 위한 선택. 함께 시작해 볼까요?

2025년 봄

진료실에서 박승우, 김정무 공저

목차

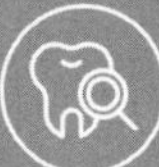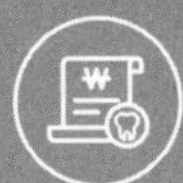

PART 1

오래가는 임플란트는
뭐가 다른가?

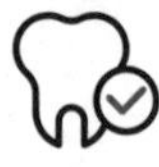

1장
실패한 임플란트의 공통점

"선생님, 임플란트가 흔들려요"

이 말을 들을 때만큼 마음이 무거울 때가 없습니다. 특히 수술한 지 얼마 되지 않았을 때는 더욱 그렇습니다.

근 10년간 많은 환자분들을 만나면서, 다른 곳에서 문제가 생긴 임플란트를 다시 치료해 드린 경험이 적지 않습니다. 그리고 흥미롭게도, 실패한 임플란트들에는 몇 가지 공통점이 있었습니다.

원칙을 지키지 않은 수술

작년 여름, 40대 중반의 김 씨(가명)가 오셨습니다.

임플란트, 아무거나 하실 건가요?

"1년 전에 임플란트 했는데 계속 아프고 피가 나요. 처음 한 치과에서는 '시간 지나면 괜찮아진다'고만 하는데…"

CT를 찍어 보니 문제가 보였습니다.

임플란트 바깥쪽 뼈(볼 쪽 뼈)가 거의 남아 있지 않았습니다. 마치 땅속 깊이 묻혀야 할 기둥이 한쪽은 땅 밖으로 드러난 것처럼요.

"왜 이렇게 됐을까요?" 김 씨가 물으셨습니다.

"임플란트를 심을 때 위치를 잘못 잡았거나, 원래 뼈가 부족했는데 그냥 심은 것 같습니다."

임플란트 수술에는 반드시 지켜야 할 원칙들이 있습니다. 그중 가장 중요한 것이 바로 '뼈의 두께'입니다.

임플란트 바깥쪽 뼈, 왜 중요할까?

임플란트를 심고 나면, 임플란트 바깥쪽(볼 쪽)에 최소 2mm 이상의 뼈가 남아 있어야 합니다.

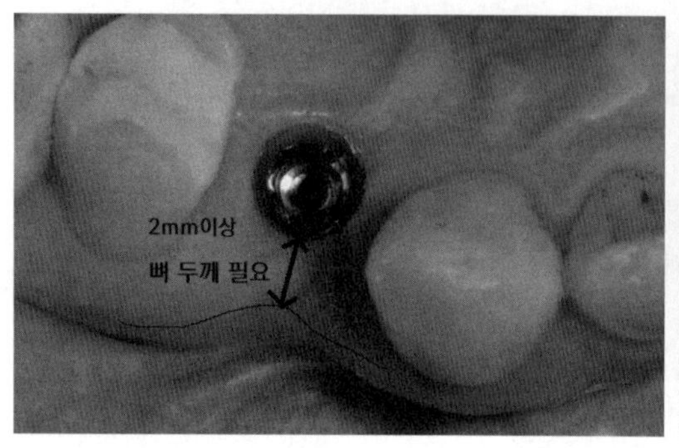

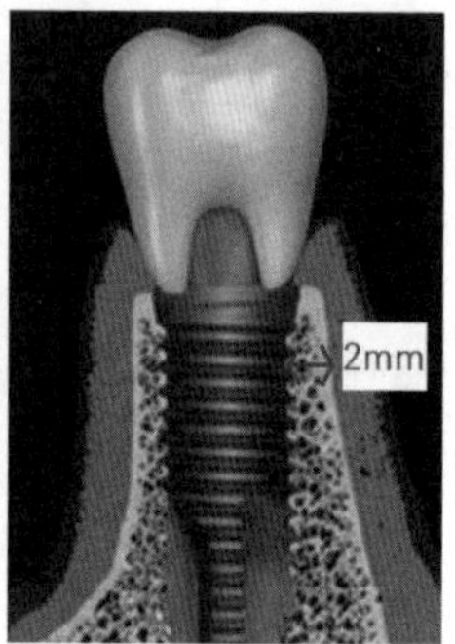

왜 2mm일까요? 생각해 보겠습니다. 우리가 음식을 씹을 때, 치아에는 엄청난 힘이 가해집니다. 어금니의 경우 40~50kg, 쌀 한 포대 무게 정도의 힘입니다. 이 힘을 누가 받아 줄까요? 바로 임플란트 주변의 뼈입니다. 특히 바깥쪽 뼈는 힘을 지탱하는 기둥 역할을 합니다. 만약 이 뼈가 2mm보다 얇거나 아예 없다면?

- 씹을 때마다 그 힘이 임플란트를 감싸고 있는 볼쪽 뼈에 충격을 주는데, 이 뼈가 2mm보다 얇으면 힘의 균형이 깨지면서 염증이 생기기 시작합니다.
- 뼈가 점점 더 녹아내립니다.
- 결국 잇몸이 내려앉고 염증이 생깁니다.

임플란트, 아무거나 하실 건가요?

그럼 뼈 이식을 해야 하나요?

많은 치과에서 이렇게 말합니다.

"뼈가 부족하니 뼈 이식을 해야 합니다. 추가 비용이 필요합니다."

하지만 저는 다르게 생각합니다. **가능하면 뼈 이식을 하지 않는 것이 가장 좋습니다.**

왜냐하면

1. 본인의 뼈가 가장 좋기 때문입니다.

- 인공뼈나 다른 사람의 뼈는 결국 이물질입니다.
- 본인 뼈만큼 잘 붙고 오래가는 것은 없습니다.

2. 뼈 이식 자체가 추가 수술입니다.

- 회복 기간이 길어집니다.
- 비용이 증가합니다.
- 합병증 가능성이 생깁니다.

"그럼 뼈가 부족하면 어떻게 하나요?"

임플란트 위치를 정확하게 잡으면 됩니다. 이것이 핵심입니다. 뼈가 부족한 곳에 억지로 심고 뼈 이식을 하는 것이 아니라, 본인의 뼈가 충분한 위치를 찾아서 심는 것입니다.

예를 들어

- 조금 더 안쪽으로 심거나
- 각도를 조절하거나
- 깊이를 달리하거나

이렇게 하면 본인의 뼈만으로도 바깥쪽에 2mm 이상을 확보할 수 있습니다.

실제 사례

박 모 씨(가명, 52세)는 다른 치과에서 "뼈 이식 필수"라는 말을 들었습니다.

"뼈 이식 비용이 부담스러워서 고민하다가 여기 왔어요."

CT를 꼼꼼히 분석했더니, 임플란트 위치를 1.5mm만 안쪽으로 조정하면 충분한 뼈가 있었습니다.

"뼈 이식 없이도 가능합니다. 대신 위치를 정밀하게 잡아야 합니다."

결과는 성공적이었습니다. 지금 3년째 잘 쓰고 계십니다. 뼈 이식 비용 100만 원도 아꼈죠.

다만, 특정 경우에는 어쩔 수 없이 뼈 이식을 해야만 하는 상황은 있습니다. 하지만 대부분의 경우는 본인 뼈를 최대한 활용하는 것이 좋으니, 필요 없는 뼈 이식을 굳이 하지는 말자는 이야기입니다.

원칙 1: 본인 뼈를 최대한 활용하라

정리하면

- 임플란트 바깥쪽에 최소 2mm 뼈 확보
- 가능하면 뼈 이식 없이 본인 뼈 활용
- 정확한 위치 선정이 핵심

이것이 첫 번째 원칙입니다.

원칙 2: 충분한 진단이 선행되어야 한다

또 다른 환자분이 생각납니다.

"저번에 간 치과에서는 CT도 안 찍고 바로 '임플란트 하시죠' 하던데요. 여기는 왜 이렇게 검사를 많이 해요?"

CT 촬영은 선택이 아니라 필수입니다.

왜냐하면

- 뼈의 두께와 높이를 정확히 알 수 있습니다.
- 바깥쪽 뼈가 2mm 이상 남을 위치를 찾을 수 있습니다.
- 신경이나 혈관 위치를 파악할 수 있습니다.
- 어느 위치에, 어떤 각도로 심어야 하는지 계획할 수 있습니다.

CT 없이 임플란트를 심는 것은, 설계도 없이 집을 짓는 것과 같습니다. "대충 이쯤이면 되겠지" 하고 심었다가, 나중에 보니 바깥쪽 뼈가 1mm밖에 안 남았다면? 그때는 이미 늦습니다.

원칙 3: 충분한 치유 기간을 가져야 한다

"선생님, 다른 데서는 당일에 이도 해 주고 임플란트도 심어 준다던데요?"

즉시 임플란트, 즉시 보철. 요즘 광고에서 자주 보는 문구입니다. 조건이 맞으면 가능합니다. 가령 뼈의 양과 품질이 모두 훌륭한 상황에서 여러 개의 임플란트를 묶어서 쓰는 경우라면 즉시 보철을 하셔도 충분히 가능합니다. 하지만 모든 경우에 가능한 건 아니라는 이야기입니다.

임플란트는 뼈와 붙는 과정, 즉 '골유착'이라는 과정이 필요합니다. 이 과정은 보통 2~3개월 정도 걸립니다. 이 기간을 무시하고 바로 힘을 가하면?

시멘트가 완전히 마르기 전에 집에 사람을 들어가게 하는 것과 같습니다. 당장은 괜찮아 보여도, 시간이 지나면 문제가 생길 가능성이 높아집니다. 물론 위에 적은 대로 조건이 맞는 상황이라면 문제 될 가능성이 많이 낮아지겠지요.

잘못된 식립 각도와 위치

이 씨(가명, 52세)는 3년 전 다른 치과에서 임플란트 2개를 하셨습니다.

"처음 1~2년은 괜찮았어요. 그런데 최근 들어 한쪽이 자꾸 아프고, 음식을 씹을 때 불편해요."

CT를 찍고 분석하는 순간, 원인이 명확했습니다. 임플란트가 너무 바깥쪽으로 치우쳐 심어져 있었습니다. 그래서 바깥쪽 뼈가 거의 없었습니다. 게다가 약 30도 정도 기울어져 있었습니다.

"이 정도면 큰 차이 아닌 거 아닌가요?" 이 씨가 물으셨습니다.

"아닙니다. 임플란트에서는 1mm, 1도도 중요합니다."

위치가 중요한 이유

임플란트는 '어디에' 심느냐가 정말 중요합니다.
너무 바깥쪽(볼 쪽)에 심으면

- 바깥쪽 뼈가 2mm 이하로 얇아집니다.

- 씹는 힘을 제대로 받아 주지 못합니다.

- 시간이 지나면 뼈가 녹고 잇몸이 내려앉습니다.

너무 안쪽(혀 쪽)에 심으면

- 보철물(인공 치아) 모양이 어색해집니다.

- 혀에 닿아 불편합니다.

적절한 위치는

- 바깥쪽에 최소 2mm 뼈 확보

- 안쪽에도 충분한 뼈 확보

- 원래 치아가 있던 위치의 중심선

이 위치를 정확히 잡으려면 CT가 필수입니다.

각도가 중요한 이유

우리가 음식을 씹을 때, 힘은 위에서 아래로, 수직으로 가해집니다.

정상적인 치아는 이 힘을 수직으로 받습니다. 그래서 오래 견딜 수 있죠. 그런데 임플란트가 기울어져 있다면? 힘이 비스듬하게 가해집니다.

예를 들어

- 30도 기울어진 임플란트는 힘이 한쪽으로 치우칩니다.
- 그 부분의 뼈가 과도한 압력을 받습니다. 이는 원래 수직으로 물려야 하는데 수직이 아닌 다른 방향으로의 힘은 모두 불필요한 문제를 일으키는 원인이 됩니다.
- 특히 바깥쪽 얇은 뼈가 먼저 손상됩니다.

마치 기둥을 세워야 하는데 피사의 사탑처럼 비스듬히 세운 것과 같습니다. 시간이 지나면 흔들리고, 주변이 무너집니다.

실제 사례

윤 모 씨(가명, 58세)는 3년 전에 한 임플란트가 계속 불편하다며 오셨습니다.

"음식을 씹을 때 뭔가 불안해요. 세게 씹으면 아플 것 같고…."

CT로 확인해 보니

- 임플란트가 약 15도 정도 기울어져 있었습니다.

- 바깥쪽 뼈는 거의 없었습니다. 2mm가 확보가 안 된 것이지요. 제대로 된 각도로 처음부터 임플란트를 넣었다면 2mm가 충분히 확보될 수 있는 상황이었습니다.

- 안쪽 뼈만 남아서 임플란트를 간신히 지탱하고 있었습니다.

"이 각도 때문에, 씹을 때 힘이 비스듬하게 가해지고 있습니다. 그래서 불편하신 겁니다."

"고칠 수 있나요?"

"아쉽지만 각도를 바꾸려면 빼고 다시 심어야 합니다. 그리고 손상된 뼈가 회복될 때까지 6개월 정도 기다려야 합니다."

15도. 각도기로 보면 아주 작은 차이처럼 보입니다. 하지만 그 15도가 환자분의 뼈를 망가뜨렸고, 결국 재수술로 이어졌습니다.

깨진 임플란트 나사

"임플란트 나사가 깨질 수도 있나요?"

네, 있습니다. 그리고 생각보다 드물지 않습니다. 최 모 씨(가명, 47세)는 5년 전에 한 임플란트가 갑자기 아프다며 찾아오셨습니다. CT를 찍어 보니, 임플란트와 보철물을 연결하는 나사가 절반쯤 부러져 있었습니다.

"어떻게 이런 일이 생길 수 있죠?"

나사가 부러지는 이유는 크게 세 가지입니다.

첫째, 과도한 힘

임플란트가 잘못된 각도로 심어져 있거나, 주변 치아에 비해 강하게 물린다면 씹을 때마다 비정상적인 힘이 나사에 가해집니다. 금속이라도 오래 반복되면 피로가 누적돼 결국 부러집니다.

둘째, 나사를 제대로 조이지 않았을 때

임플란트 보철물을 장착할 때, 나사를 적절한 힘으로 조여야 합니다.

너무 약하게 조이면

- 헐거워집니다.
- 씹을 때마다 미세하게 움직입니다.
- 나사산이 닳습니다.

너무 세게 조이면

- 나사가 처음부터 손상됩니다.
- 나중에 풀 수 없게 됩니다.

이를 위해 '토크 렌치'라는 특수 공구를 사용합니다. 정확한 힘(보통 20~ 35Ncm)으로 조이기 위해서죠. 그런데 일부에서는 "대충 감으로 조여도 괜찮다"고 생각합니다. 그 결과가 몇 년 후 부러진 나사입니다.

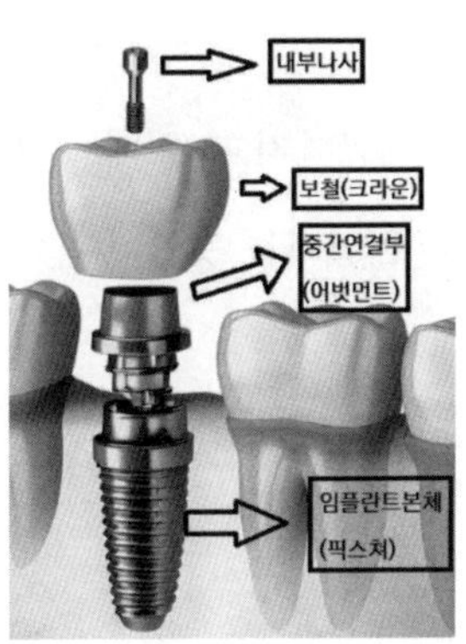

셋째, 품질이 낮은 부품

임플란트는 여러 부품으로 이루어져 있습니다.

- 뼛속에 들어가는 임플란트 본체
- 본체와 보철물을 연결하는 중간 연결부
- 그것을 고정하는 내부 나사
- 최종적으로 보이는 보철물(인공 치아)

이 중 어느 하나라도 품질이 낮으면 문제가 생깁니다. "나사 하나쯤이야…" 생각할 수 있습니다. 하지만 그 작은 나사가 여러분의 임플란트를 10년, 20년 지탱합니다.

실패의 공통점은 '원칙 무시'

지금까지 본 실패 사례들의 공통점은 무엇일까요? **수술 원칙을 지키지 않았다는 것입니다.**

특히

- 바깥쪽 지지뼈(2mm) 확보를 무시했거나

- 본인 뼈 활용 대신 무조건 뼈 이식부터 권했거나

- CT 촬영 없이 대충 위치를 잡았거나

- 각도와 깊이를 정밀하게 계산하지 않았거나

- 충분한 치유 기간을 주지 않았거나

모두 '시간'이나 '비용'을 아끼려다 생긴 문제들입니다. 하지만 결국 환자분은 더 많은 시간과 비용을 들여 재치료를 받아야 합니다.

"원칙을 지키는 것이 결국 가장 빠르고, 가장 경제적입니다."

이것이 제가 배운 가장 중요한 교훈입니다.

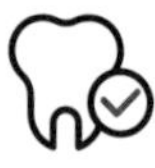

2장

'어떤 브랜드'를 심느냐

"선생님, 임플란트 브랜드가 그렇게 중요한가요? 다 비슷비슷한 거 아닌가요?"

상담하다 보면 자주 듣는 질문입니다. 솔직히 말씀드리겠습니다. **중요합니다.** 물론 '어떻게 심느냐'가 더 중요하지만(70%), '무엇을 심느냐'도 무시할 수 없습니다(30%).

브랜드로 수명을 예측하는 이유

생각해 보세요. 자동차를 살 때, 브랜드를 보지 않나요? 스마트폰을 살 때, 제조사를 확인하지 않나요? 왜 그럴까요? **검증된 브랜드는 믿을 수 있는 데이터가 있기 때문입니다.** 임플란트도 마찬가지입니다.

 임플란트, 아무거나 하실 건가요?

검증 기간의 차이

세계적으로 인정받는 임플란트 브랜드들(오스템, 스트라우만 등)은 20~40년의 임상 데이터를 가지고 있습니다. 이게 무슨 의미일까요? "이 임플란트를 심은 사람들이 20년, 30년 후에도 잘 쓰고 있다"는 증거들이 데이터로 이미 남아 있다는 뜻입니다.

반면, 최근 몇 년 사이에 나온 저가 브랜드는 어떨까요? 아직 5~7년밖에 안 된 제품들입니다. 10년 후, 20년 후 어떻게 될지 아무도 모릅니다. 물론, 국내 제품들은 대부분 오스템 카피 제품으로 품질이 현저히 떨어질 거라고 생각하지는 않습니다. 데이터적인 측면에서만 말씀드리는 겁니다.

재료와 기술의 차이

정 모 씨(가명)가 상담 중에 이런 질문을 하셨습니다.

"어차피 다 티타늄 아닌가요? 그럼 다 똑같은 거 아니에요?"

비유를 들어 드렸습니다.

"철근도 다 철근이지만, 품질에 따라 건물의 안전성이 달라집니다. 임플란트도 마찬가지입니다."

같은 티타늄이라도

- 순도가 다릅니다.
- 표면 처리 기술이 다릅니다.
- 나사산 디자인이 다릅니다.
- 정밀도가 다릅니다.

표면 처리 기술

임플란트가 뼈와 잘 붙으려면, 표면이 중요합니다. 프리미엄 브랜드들은 수십 년간 연구한 특수 표면 처리 기술을 가지고 있습니다.

- SLA (거친 표면 + 산 처리): 뼈와의 접촉 면적을 넓힘
- SA (모래 분사 + 산 처리): 빠른 골유착
- HA (뼈 성분 코팅): 초기 안정성 향상

이런 표면 처리가 왜 중요할까요? 뼈와의 접촉 면적이 넓어져서, 더 빨리, 더 튼튼하게 붙기 때문입니다. 그리고 중요한 것은, 바깥쪽 2mm

지지 뼈와도 잘 붙어야 한다는 점입니다. 저가 브랜드는 표면 처리 기술이 없거나, 있어도 검증이 부족합니다. 그래서 본인 뼈와의 결합력이 약할 '수' 있습니다.

20년 vs 5년, 데이터가 말하는 진실

숫자로 보겠습니다.

검증된 브랜드의 성공률

- 10년 생존율: 95~98%
- 20년 생존율: 90~95%

이 말은, 100명이 임플란트를 하면 20년 후에도 90~95명은 여전히 잘 쓰고 있다는 뜻입니다.

검증 기간이 짧은 브랜드

- 5년 생존율: 85~90%
- 10년 이상 데이터: 없음

5년까지는 괜찮아 보입니다. 하지만 10년, 20년 후는 아무도 모릅니다.

실제 사례

몇 년 전, 한 환자분이 오셨습니다.

"7년 전에 임플란트 4개를 했는데요. 그때는 이벤트로 싸게 했거든요. 그런데 지금 2개가 흔들리고, 1개는 이미 빠졌어요."

사용한 브랜드를 확인해 보니, 들어 본 적 없는 저가 브랜드였습니다.

"그때는 몰랐어요. 그냥 '임플란트'면 다 같은 줄 알았죠."

4개 중 1개만 7년을 버텼습니다. 성공률 25%. 만약 검증된 브랜드였다면? 4개 모두 아직 쓰고 있을 확률이 95% 이상입니다.

검증된 브랜드를 선택해야 하는 이유

"그래도 비싸잖아요. 그 돈이 아까운데…"

이해합니다. 임플란트 1개에 100만 원이 넘으면 부담스러우실 겁니다. 하지만 이렇게 생각해 보세요.

재수술 비용까지 계산하면

저가 임플란트: 40만 원
- 5년~10년 후 염증 → 재수술: 150만 원(뼈 손상으로 치료 복잡)
- 총 비용: 190만 원 + 고통과 시간

검증된 브랜드: 120만 원
- 20년 이상 사용
- 총 비용: 120만 원

어느 쪽이 더 경제적일까요?

AS와 보증

검증된 브랜드는 전 세계 어디서나 AS가 가능합니다. 만약 이사를 가거나, 해외에 나가게 되더라도, 같은 브랜드를 쓰는 치과에서 관리받을 수 있습니다.

하지만 저가 브랜드는요? 몇 년 후 그 회사가 망하면? 부품을 구할 수 없습니다. 다른 도시로 이사 가면? 그 브랜드를 쓰는 치과를 찾기 어렵습니다.

본인 뼈와의 결합력

검증된 브랜드는 본인 뼈와의 결합력이 뛰어납니다. 특히 바깥쪽 2mm 얇은 지지 뼈와도 잘 붙어서, 오래도록 안정적입니다.

저가형 브랜드는 이 결합력이 검증되지 않았습니다. 그렇다면 어떤 브랜드를 선택해야 할까?

"선생님, 그럼 어떤 브랜드가 좋은 건가요?"

상담할 때 가장 많이 받는 질문입니다.

세계적으로 검증된 브랜드

1. 오스템(Osstem) - 한국
- 20년 이상 역사
- 아시아에서 점유율 1위

- 한국 시장 1위(50% 가량 점유)

- 중상급 가격대

2. 스트라우만(Straumann) - 스위스

- 40년 이상 역사

- 가장 많은 연구 논문

- 프리미엄 가격대(최고가)

3. 덴티움(Dentium) - 한국

- 20년 이상 역사

- 한국 시장 2위(20% 가량)

- 중상급 가격대

중요한 것은 가격이 아니라 검증 기간입니다. 최소 15년 이상, 가능하면 20년 이상의 임상 데이터가 있는 브랜드를 선택하세요.

3장
핵심은 '어떻게 심느냐'다

"선생님, 그럼 좋은 브랜드만 쓰면 되는 거 아닌가요?"

아닙니다. 아무리 좋은 브랜드라도, 잘못 심으면 실패합니다. 반대로 중급 브랜드라도, 제대로 심으면 20년 이상 쓸 수 있습니다.

브랜드는 30%, 수술 실력은 70%입니다.

임플란트의 성패는 교합력에 달렸다

'교합력'이라는 용어를 쓰겠습니다. 하지만 쉽게 설명하겠습니다. 교합력이란, **씹을 때 치아에 가해지는 힘**을 말합니다.

우리가 음식을 씹을 때, 어금니에는 약 40~50kg의 힘이 가해집니다. 40kg이면 쌀 한 포대 무게입니다. 이 정도 힘이 매일, 매 끼니마다 수천 번 가해지는 겁니다.

자연 치아는 어떻게 견딜까?

자연 치아 주변에는 '치주인대'라는 조직이 있습니다. 일종의 쿠션 역할을 하죠. 그래서 힘이 가해져도 조금씩 흔들리면서 충격을 흡수합니다. 마치 자동차의 쇼바처럼요.

임플란트는 어떻게 견딜까?

임플란트는 뼈와 직접 붙어 있습니다. 쿠션이 없습니다. 그래서 씹는 힘이 그대로 뼈에 전달됩니다. 이때 누가 이 힘을 받아 주느냐가 핵심입니다. 바로 바깥쪽 2mm 지지 뼈입니다. 임플란트가 정확한 위치에, 정확한 각도로 심어져 있고, 바깥쪽에 2mm 이상의 **튼튼한 뼈가 있다면**

- 씹는 힘을 고르게 분산시킵니다.
- 뼈가 견뎌 냅니다.

10년, 20년 사용해도 문제없습니다. 하지만 바깥쪽 뼈가 1mm밖에 없

거나, 각도가 틀어져 있다면

- 힘이 한쪽으로 집중됩니다.
- 그 얇은 뼈가 견디지 못합니다.
- 염증이 생기면서, 뼈가 녹고, 결국 실패합니다.

실제 사례

윤 모 씨(가명, 58세)는 3년 전에 한 임플란트가 계속 불편하다며 오셨습니다.

"음식을 씹을 때 뭔가 불안해요. 세게 씹으면 아플 것 같고…."

CT로 확인해 보니

- 임플란트가 약 20도 정도 바깥쪽으로 기울어져 있었습니다.
- 바깥쪽 뼈는 0.5mm밖에 없었습니다.
- 안쪽 뼈만으로 간신히 지탱하고 있었습니다.

"이 상태에서는 씹을 때마다 비정상적인 힘이 가해집니다. 안쪽 뼈만

 임플란트, 아무거나 하실 건가요?

으로는 한계가 있어서 불편하신 겁니다."

"고칠 수 있나요?"

"안타깝지만 빼고 다시 심어야 합니다. 이번에는 바깥쪽 뼈 2mm가
확보되는 정확한 위치에 심겠습니다."

20도, 그리고 1.5mm 차이

작은 숫자처럼 보이지만, 3년을 쓰면서 축적된 충격이 바깥 잇몸뼈에
염증을 만들면서 그것이 환자분에게는 매일의 불편함이었고, 결국 재
수술로 이어졌습니다.

교합력을 제대로 받아 주려면?

임플란트가 같이 물려 주는 치아의 방향도 수직에 가까운 각도로 심
어져야 합니다. 바깥쪽에 최소 2mm 이상의 튼튼한 지지 뼈가 있어야
합니다. 씹는 힘이 고르게 분산되도록 위치가 정확해야 합니다. 이 세
가지가 맞아떨어져야 임플란트가 오래갑니다.

각도 1도, 깊이 1mm가 만드는 차이

"1도, 1mm가 그렇게 중요한가요?"

네, 정말 중요합니다.

각도 1도의 차이

임플란트를 심을 때, 이상적인 각도는 '씹는 힘의 방향'과 일치해야 합니다. 그런데 각도가 조금씩 틀어지면

- 1~3도: 겉으로는 거의 티가 안 납니다. 하지만 바깥쪽 뼈에 가해지는 압력이 조금씩 불균형해집니다.
- 5~10도: 육안으로 "뭔가 삐뚤어 보이는데?" 느껴지기 시작합니다. 하지만 이 정도 오차는 사실 결과에는 큰 영향을 주지 않는 것 같습니다.
- 15도 이상: 문제가 생길 가능성이 높아지는 임계점입니다. 설상가상으로 이것이 바깥 잇몸뼈의 두께를 줄이는 방향으로 기울어져 있다면 필연적으로 잇몸뼈에 염증이 생기게 됩니다.

깊이 1mm의 차이

임플란트를 얼마나 깊이 심느냐도 중요합니다. 적정 깊이는 잇몸뼈 경계선에서 약 2mm 아래입니다.

너무 깊게 심으면 염증이 발생할 확률이 높아지지만, 이 경우는 보철물만 잘 만들고 관리가 잘된다면 크게 문제가 되지 않습니다.

너무 얕게 심으면 임플란트 윗부분이 노출될 수 있고, 염증에 취약해집니다. 그리고 보철물이 잘 안 맞아서 음식물이 끼게 되면 염증의 진행속도가 빠른 경향이 있습니다.

어떻게 정확하게 심을 수 있을까?

"선생님, 그렇게 정확하게 심는 게 가능한가요?"

가능합니다. 하지만 철저한 계획과 기술이 필요합니다.

1단계: 정밀 진단

먼저 CT를 찍고 3D로 분석합니다.

- 뼈의 두께와 높이 측정
- 바깥쪽 뼈가 2mm 이상 남을 위치 찾기
- 신경, 혈관 위치 파악
- 인접 치아와의 거리 확인

이 과정에 보통 10분~30분 정도 소요됩니다.

"왜 이렇게 오래 걸려요?"

1mm 오차를 줄이기 위해서입니다.

2단계: 컴퓨터 시뮬레이션

CT 데이터를 컴퓨터로 불러와서 가상으로 임플란트를 심어 봅니다.

- 여기에 심으면 바깥쪽 뼈가 1.8mm → 안 됨, 위치 조정
- 조금 더 안쪽으로 이동 → 바깥쪽 뼈 2.3mm → 좋음

- 각도는? 수직에서 2도 이내 → 좋음
- 깊이는? 뼈 경계선 아래 2.5mm → 적정

이렇게 컴퓨터상에서 수십 번 시뮬레이션하며 최적의 위치를 찾습니다.

3단계: 가이드 제작(선택 사항)

더 정확하게 하려면 '수술 가이드'를 만듭니다. 컴퓨터 시뮬레이션 데이터를 바탕으로 3D 프린터로 가이드를 제작합니다.

이 가이드를 입안에 대고 수술하면

- 계획한 위치에 정확하게 심을 수 있습니다.
- 각도 오차가 1도 이내로 줄어듭니다.
- 깊이 오차가 0.5mm 이내로 줄어듭니다.

하지만 가이드 제작 비용이 추가되기 때문에, 모든 치과에서 하지는 않습니다.

그러나 저는 일률적인 높은 정확도를 보장받고 싶다면 가이드 수술을 요청하라고 말씀드리고 싶습니다. 내가 치료받게 된 선생님의 실력을 알 수 있나요? 아무리 베테랑 의사라고 해도 가이드로 심은 임플란트의 수술 결과를 이길 수 없습니다. 절대로 이길 수 없습니다.

4단계: 수술 중 확인

수술 중에도 계속 확인합니다.

- 뼈를 조금씩 뚫으면서 방향 확인
- 임플란트를 조금씩 넣으면서 각도 확인
- 최종적으로 바깥쪽 뼈 두께 확인

"대충 이쯤이면 되겠지" 하는 순간, 1mm 오차가 생깁니다.

경험과 숙련도

결국은 사람이 하는 수술입니다. 근 10년간 제가 느낀 것은, 수술은 머리로만 하는 게 아니라 손으로 하는 것이라는 점입니다. 수백 번, 수천 번 반복하면서 감각이 생깁니다.

"아, 지금 드릴이 조금 바깥쪽으로 치우쳤구나."
"이 각도로 가면 바깥쪽 뼈가 2mm 남겠구나."

이런 감각은 경험으로만 쌓입니다.

"선생님은 임플란트를 얼마나 해 보셨나요?"
"바깥쪽 뼈 2mm 확보를 어떻게 하시나요?"

이런 질문, 과연 치과에서 환자분이 치과 의사에게 하실 수 있으실까요? 물론 대부분의 치과 의사가 필수 원칙을 지켜가면서 수술을 하고 계실 것입니다. 그러나 그렇지 않은 일부의 치과 의사를 만났다면? 알 수 있나요? 그렇기 때문에 가이드 수술을 해 달라고 요청을 하거나 가이드 수술을 하는 병원에 찾아가시는 게 양질의 수술을 받을 확률을 높이는 선택이라는 얘기입니다.

본인 뼈를 최대한 활용하는 수술

여기서 중요한 원칙을 다시 강조하겠습니다. 가능하면 뼈 이식을 하지 않는 것이 가장 좋습니다.

"그런데 선생님, 다른 치과에서는 뼈 이식 필수라고 했는데요?"

많은 치과에서 이렇게 말합니다.

"뼈가 부족하니 뼈 이식을 해야 합니다. 인공 뼈를 채워 넣어야 해요."

하지만 저는 다르게 생각합니다. 왜 뼈 이식을 피해야 할까? 본인 뼈가 가장 좋습니다. 인공 뼈는 결국 이물질입니다. 본인 뼈만큼 잘 붙고 오래가는 것은 없습니다. 본인 뼈와 임플란트의 결합력이 가장 강합니다.

뼈 이식은 추가 수술입니다. 뼈 이식 재료가 완벽히 본인의 뼈로 바뀌거나, 동등한 수준의 품질로 동화가 되는 수준으로 자리 잡으려면 회복 기간이 3~6개월로 길어집니다. 통증과 부기가 더 심합니다. 감염 위험이 증가합니다. 비용이 20~50만 원 추가됩니다. 이식한 뼈는 시간이 지나면 일부가 흡수됩니다. 인공뼈를 채워도 100% 그대로 남지 않습니다. 보통 20~30%는 흡수됩니다. 결국 본인 뼈로 대체되어야 합니다.

그럼 어떻게 할까요? 임플란트 위치를 정확하게 잡으면, 본인 뼈만으로도 충분합니다.

예를 들어, CT를 보니 이런 상황이라고 가정해 봅시다.

A 위치: 바깥쪽 뼈 1.2mm(부족)
B 위치(1.5mm 안쪽): 바깥쪽 뼈 2.4mm(충분)

많은 치과에서는
"A 위치에 심고 뼈 이식을 하겠습니다. 추가 비용 30만 원입니다."

하지만 제 방법은
"B 위치에 심으면 본인 뼈만으로 충분합니다. 뼈 이식 불필요합니다."

또한, A 위치에 심고 뼈 이식을 한다고 해서 그 뼈 이식재가 완전히 본인의 뼈처럼 된다는 보장은 절대 없습니다. 실제로 3개월 뒤에 잇몸을 열어보면 뼈 이식재가 그대로 가루처럼 긁어져 나오는 경우가 대반입니다. 왜냐하면 본인의 뼈가 원래 없던 자리에 뼈 이식을 했기 때문입니다. 뼈 이식을 해서 본인의 뼈가 되는 건 원래 그 부위가 본인의 뼈가 있던 부위인데 염증 때문에 소실되어 긁어 내고 빈 공간에 뼈 이식을 한 경우입니다. 저는 이런 경우에는 뼈 이식을 해도 된다고 생각합니다. 하지만 아예 무에서 유를 창조해야 하는 부위는 뼈 이식을 한다고 해서 절대로 본인의 뼈가 되지 않는 것입니다.

박 모 씨(가명, 52세)는 다른 치과 3곳을 다녀오셨습니다.

"다들 뼈 이식 필수라고 하더라고요. 비용도 부담되고, 시간도 오래 걸린다고 해서…."

CT를 꼼꼼히 분석했습니다. 원래 계획했던 위치에서

- 2mm 안쪽으로 이동
- 각도를 3도 조정
- 깊이를 0.5mm 조정

이렇게 하니 바깥쪽에 2.2mm 뼈가 확보되었습니다.

"뼈 이식 없이도 가능합니다."
"정말요? 다른 데서는 다 뼈 이식해야 한대요…"
"임플란트 위치를 정밀하게 잡으면 됩니다. 대신 수술 계획에 시간이 더 걸립니다."

결과는 성공적이었습니다. 지금 3년째 아무 문제없이 잘 쓰고 계십니다. 뼈 이식 비용 100만 원 + 회복 기간 6개월을 아꼈습니다.

예외: 정말 뼈 이식이 필요한 경우

물론 정말로 뼈 이식이 필요한 경우도 있습니다.

- 오래전에 이를 뽑아서 뼈가 많이 녹은 경우
- 사고로 뼈가 크게 손상된 경우
- 전체적으로 뼈 상태가 좋지 않은 경우

이런 경우에는 어쩔 수 없이 뼈 이식을 해야 합니다.

하지만 이런 경우에 뼈 이식을 한다고 해도 본인의 뼈 수준의 품질이 나올 가능성이 높지 않다는 점, 또한 이런 경우를 제외한 내부분의 경우에서 본인 뼈만을 활용해서 충분히 임플란트가 가능하다는 점을 봤을 때, 뼈 이식은 정말 특수한 상황에서 제한적으로 사용해야 되는 술식임은 틀림없습니다.

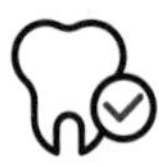

4장

정확한 수술 + 검증된 브랜드

지금까지 두 가지를 말씀드렸습니다.

- 브랜드가 중요하다. (30%)
- 수술 방법이 더 중요하다. (70%)

그렇다면 답은 명확합니다. **둘 다 잘해야 합니다.**

70%의 수술 실력 + 30%의 재료 품질

생각해 보세요. 아무리 좋은 재료로 집을 지어도, 건축 기술이 엉망이면 무너집니다. 반대로 아무리 기술이 좋아도, 재료가 형편없으면 오래 못 갑니다. 임플란트도 마찬가지입니다.

좋은 브랜드를 잘못 심은 경우

이 모 씨(가명, 48세)는 유명한 스위스 브랜드로 임플란트를 하셨습니다.

"비싸긴 했지만, 최고 브랜드니까 안심이에요."

그런데 2년 후 문제가 생겼습니다.

"씹을 때 불편하고, 잇몸에서 피가 자주 나요."

CT를 찍어 보니

- 브랜드는 확실히 좋은 제품이었습니다.
- 하지만 각도가 25도나 틀어져 있었습니다.
- 바깥쪽 뼈는 0.8mm밖에 없었습니다.

"좋은 브랜드를 썼는데 왜 이렇게 됐죠?"
"브랜드는 좋지만, 위치와 각도가 잘못됐습니다. 아무리 좋은 재료라도 잘못 사용하면 소용없습니다."

저가형 브랜드를 잘 심은 경우

반대 사례도 있습니다. 김 모 씨(가명, 61세)는 7년 전 중급 브랜드로 임플란트를 하셨습니다.

"그때는 돈이 없어서 저렴한 걸로 했어요. 괜찮을까 걱정했는데…."

7년이 지난 지금도 아무 문제없이 잘 쓰고 계십니다. 비결이 뭘까요?

CT를 확인해 보니

- 정확한 위치에 심어져 있었습니다.
- 바깥쪽 뼈가 2.5mm 확보되어 있었습니다.
- 각도도 거의 완벽에 가까웠습니다.

브랜드는 중급이었지만, 수술이 완벽했기 때문에 7년째 문제없는 것입니다.

결론: 둘 다 중요하다

이상적인 조합은

- 검증된 브랜드(20년 이상 데이터)

- 정확한 수술(바깥쪽 2mm 뼈 확보, 정확한 각도)

이 두 가지가 만나면

- 10년 성공률 98%

- 20년 성공률 95%

하나만 좋으면

- 10년 성공률 85~90%

- 20년 성공률 알 수 없음

둘 다 부족하면 5년도 못 갈 확률이 높습니다.

저자가 지향하는 임플란트

근 10년간 임플란트 수술을 하면서, 저는 명확한 원칙을 갖게 되었습니다.

1. 본인 뼈를 최대한 활용한다

가능하면 뼈 이식을 하지 않습니다. 대신

- CT를 꼼꼼히 분석합니다.
- 여러 위치를 시뮬레이션합니다.
- 바깥쪽 뼈 2mm가 확보되는 최적의 위치를 찾습니다.

시간이 더 걸려도, 본인 뼈만 활용하는 것이 장기적으로 가장 좋습니다.

2. 바깥쪽 지지뼈 2mm를 반드시 확보한다

이것은 타협할 수 없는 원칙입니다. 바깥쪽 뼈가 2mm 이상이어야

- 씹는 힘을 제대로 받아 줍니다.
- 장기적으로 안정적입니다.
- 잇몸이 건강하게 유지됩니다.

만약 어떤 위치에도 2mm를 확보할 수 없다면? 그때는 솔직하게 말씀드립니다.

임플란트, 아무거나 하실 건가요?

"이 경우는 뼈의 폭이 너무 부족하기 때문에 뼈 이식을 하거나 수술(뼈를 분리시켜서 증강시키는 술식이 있습니다. ridge split이라고 합니다.)을 통해 뼈의 폭을 넓게 바꿔 준 후 임플란트를 진행하셔야 합니다."

하지만 대부분은 정밀한 계획으로 확보할 수 있습니다.

3. 검증된 브랜드를 사용한다

저가형 브랜드는 사용하지 않습니다. 최소 15년 이상, 가능하면 20년 이상 검증된 브랜드만 사용합니다. 이유는

- 환자분의 10년, 20년 후를 책임져야 하기 때문입니다.
- 본인 뼈와의 결합력이 검증되었기 때문입니다.
- AS와 사후 관리가 가능하기 때문입니다.

우리나라에서 현대차는 대리점이 많고 부품 수급이 원활하여 a/s를 걱정할 필요가 없습니다. 하지만 우리나라에서 중국차를 수리하려면 부품을 구하기 어렵겠죠. 동일한 논리입니다. 대중적으로 사용하는 브랜드는 부품 호환이 쉬워 어떤 치과에서든 조작이 가능하지만 잘 취급하지 않는 저가형 브랜드는 종류가 어떤 것인지도 쉽게 알 수 없고, 부품 호환마저 안 된다면 사실 손댈 수 있는 치과가 없을 가능성이 높아집

니다.

4. 정확한 각도와 깊이를 추구한다

1도, 1mm 오차를 줄이기 위해

- 수술 전 시뮬레이션에 충분한 시간을 투자합니다.
- 필요하면 수술 가이드를 제작합니다.
- 수술 중 계속 확인하고 조정합니다.
- 빠른 수술보다, 정확한 수술이 목표입니다.

5. 충분한 치유 기간을 준다

즉시 임플란트, 즉시 보철을 무조건 추구하지 않습니다. 조건이 맞으면 하지만, 안전이 우선입니다. 특히 뼈의 품질이 좋지 않은 경우, 충분한 골유착 기간(2~3개월)을 기다립니다.

6. 환자에게 솔직하게 설명한다

뼈 이식이 필요 없으면, "본인 뼈만으로 충분합니다."
뼈 이식이 필요하면, "이 경우는 불가피합니다."

성공 가능성이 낮으면, "다른 방법을 권합니다."
과잉 진료도, 과소 진료도 하지 않습니다.

왜 이런 원칙을 지킬까?

"선생님, 그렇게 까다롭게 하면 환자가 줄지 않나요?"

맞습니다. 실제로 상담 후 다른 치과로 가시는 분들이 있습니다.

"여기는 너무 비싸요."
"다른 데는 더 빨리 해 준다던데요."
"뼈 이식 안 해도 된다는 데도 있던데요."

그럴 때마다 마음이 무겁습니다. 하지만 저는 압니다. 지금 당장의 편
리함보다, 10년 후의 결과가 중요하다는 것을. 몇 년 후 다시 찾아오실
때, 이렇게 말씀하시는 환자분들이 있습니다.

"선생님, 그때 여기서 했길 정말 잘했어요. 친구는 저렴하게 했다가
다시 하느라 고생하던데…."

그 말 한마디가, 제가 이 원칙을 지키는 이유입니다. 당신의 임플란트

는 어떤 것이어야 할까? 이제 PART 1을 마무리하며, 핵심을 정리하겠습니다.

오래가는 임플란트의 조건

- 본인 뼈를 최대한 활용(가능하면 뼈 이식 없이)
- 바깥쪽 지지 뼈 2mm 이상 확보(교합력을 받아 주는 기둥)
- 정확한 위치와 각도(1mm, 1도의 정밀함)
- 검증된 브랜드(15~20년 이상 데이터)
- 충분한 치유 기간(안전 우선)

이 다섯 가지가 모두 갖춰졌을 때, 여러분의 임플란트는 10년, 20년, 어쩌면 평생을 함께할 수 있습니다. 반대로, 이 중 하나라도 빠지면? 5년, 혹은 그보다 빨리 문제가 생길 수 있습니다.

"임플란트, 아무거나 하실 건가요?"

이제 이 질문의 의미를 아실 겁니다. 다음 PART에서는 임플란트 브랜드에 대해 더 자세히 알아보겠습니다. 어떤 브랜드가 좋은지, 왜 가격 차이가 나는지, 어떻게 선택해야 하는지. 하나씩 풀어 드리겠습니다.

임플란트, 아무거나 하실 건가요?

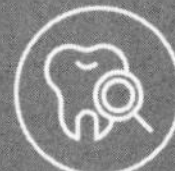

PART 2

임플란트 브랜드의 진실

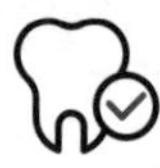

5장
모든 임플란트가 같지 않다

"선생님, 임플란트는 다 똑같은 거 아닌가요? 어차피 티타늄이잖아요."

상담실에서 가장 많이 듣는 오해입니다. 겉으로 보면 비슷해 보입니다. 다 은색 금속 나사처럼 생겼으니까요. 하지만 자세히 들여다보면 완전히 다릅니다.

국산 vs 외산, 어떤 게 좋은가

먼저 솔직하게 말씀드리겠습니다. 국산이라고 무조건 나쁜 것도 아니고, 외산이라고 무조건 좋은 것도 아닙니다. 중요한 것은 검증 기간입니다.

임플란트, 아무거나 하실 건가요?

한국은 임플란트 강국입니다.

대표적인 한국 브랜드들

- 오스템(Osstem): 1997년 설립, 약 25년 역사

- 덴티움(Dentium): 2000년 설립, 약 23년 역사

- 디오(Dio): 2000년 설립, 약 23년 역사

이들은 이미 전 세계로 수출되고 있으며, 충분한 임상 데이터를 가지고 있습니다.

특히 오스템은

- 아시아 시장 점유율 1위
- 전 세계 70여 개국 수출
- 20년 이상의 장기 추적 연구 데이터 보유

유럽/미국산 임플란트의 특징

대표적인 외산 브랜드들

- 스트라우만(Straumann, 스위스): 1974년, 약 50년 역사
- 노벨바이오케어(Nobel Biocare, 스웨덴/스위스): 1981년, 약 43년
  역사
- 아스트라(Astra Tech, 스웨덴): 1985년, 약 39년 역사

이들의 강점은

- 가장 긴 임상 데이터(30~50년)
- 수많은 학술 연구 논문
- 엄격한 유럽 의료기기 인증

실제 사례로 비교해 보면, 박 모 씨(가명, 56세)는 10년 전 오스템 임플란트를 하셨습니다.

"그때는 한국산이라고 불안했어요. 친구들은 다 스위스 거 한다고 하던데…"

10년이 지난 지금, 아무 문제없이 잘 쓰고 계십니다. 바깥쪽 지지 뼈도 2.2mm 그대로 유지되고 있습니다. CT상으로도 뼈 손실이 거의 없습니다.

반면, 다른 환자분인 이 모 씨(가명, 53세),

"7년 전에 비싼 스위스 브랜드로 했는데 문제가 생겼어요."

CT를 확인해 보니

- 브랜드는 확실히 프리미엄이었습니다.
- 하지만 바깥쪽 뼈가 0.5mm밖에 없었습니다.
- 각도도 12도나 틀어져 있었습니다.

결론: 브랜드보다 중요한 것

좋은 브랜드를 잘못 심으면 실패합니다. 중급 브랜드를 제대로 심으면 성공합니다. 하지만 같은 조건이라면 검증 기간이 긴 브랜드가 유리합니다. 제 기준은

- 최소 15년 이상 임상 데이터

- 전 세계적으로 사용되는 브랜드
- 한국에서 AS가 가능한 브랜드

이 조건을 만족하면 국산이든 외산이든 상관없습니다. 외산은 단가가 국산보다는 높다는 점이 있으며, 이를 뛰어넘을 만큼 압도적인 품질을 가졌는가 하면 저는 그렇지 않다고 생각합니다. 굳이 외산을 고집할 필요는 없다는 뜻이며, 위 조건을 충족하는 제품이라면 국산으로 진행하셔도 이제는 품질이 거의 비슷하다고 보시면 됩니다.

한국의 대표 브랜드

오스템(Osstem, 한국)

설립: 1997년

특징:

아시아 시장 점유율 1위

한국에서 가장 많이 사용

가성비가 뛰어남

장점:

25년 임상 데이터

전국 어디서나 AS 가능

중급 가격대(1개당 80~120만 원)

임플란트, 아무거나 하실 건가요?

한국인 뼈 형태에 맞춤

단점:

유럽 브랜드 대비 다소 짧은 역사

덴티움(Dentium, 한국)

설립: 2000년

특징:

전 세계 90개국 수출

다양한 제품 라인업

기술 혁신에 적극적

장점:

23년 임상 데이터

합리적인 가격(1개당 80~120만 원)

품질과 가격의 균형

단점:

프리미엄 브랜드 대비 짧은 역사

왜 세계적으로 검증된 브랜드를 사용해야 하는가?

프리미엄 브랜드:

엄격한 품질 검사

각 제품마다 일련번호 관리

문제 발생 시 추적 가능

평생 보증

저가 브랜드:

품질 관리가 느슨함

추적 시스템이 없거나 미흡

보증 기간이 짧거나 없음

사후 관리(AS) 측면에서도 차이가 있습니다.

프리미엄 브랜드:

전 세계 어디서나 AS 가능

부품 수급 안정적

20년 후에도 똑같은 부품 구입 가능

저가 브랜드:

몇 년 후 회사가 사라지는 경우도

부품 구하기 어려움

다른 도시 이사 가면 관리 불가능

결론: 가격만 보지 마세요

임플란트는 한 번 심으면 20~30년 쓰는 것, 여러분의 몸속에 들어가는 것, 매일 40~50kg의 힘을 받는 것. 마트에서 물건 사듯이 "오늘 세일 하네?" 하고 고를 수 있는 게 아닙니다.

제 기준은 명확합니다.
최소 15년 이상 검증된 브랜드
본인 뼈와의 결합력이 입증된 표면 처리 기술
전국적으로 AS 가능한 브랜드

이 조건을 만족하면
- 한국산: 오스템, 덴티움(80~120만 원)
- 외국산: 스트라우만, 노벨, 아스트라(130~200만 원)
예산에 맞춰 이 중에서 선택하시면 됩니다.

하지만 40~50만 원짜리 검증되지 않은 브랜드는 5년 후를 장담할 수 없습니다. 재수술 비용까지 생각하면 더 비쌉니다.

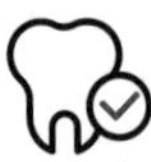

6장
장기 성공률 데이터

장기 성공률 데이터에도 차이가 있습니다.

"선생님, 임플란트 몇 년이나 쓸 수 있어요?"

"평생 쓸 수 있나요?"

이 질문에 대한 답은 데이터에 있습니다.

10년, 20년 생존율의 차이

임플란트 성공률은 '생존율'로 표현합니다. 생존율이란? 임플란트가 입안에 남아 있고, 기능하고 있는 비율, 단순히 안 빠진 것이 아니라, 제대로 씹을 수 있는 상태.

국산 기준 프리미엄 브랜드(오스템, 덴티움)

5년 생존율: 96~98%

임플란트, 아무거나 하실 건가요?

10년 생존율: 92~95%

15년 생존율: 88~92%

장기 데이터는 아직 누적 중

저가형 브랜드(검증 기간 5~10년)

5년 생존율: 85~90%

100명 중 10~15명은 5년 내 문제 발생

10년 생존율: 데이터 없음

브랜드 역사가 짧아 장기 데이터 부족

15년 이상: 알 수 없음

숫자로 보는 차이

100명이 임플란트를 했다고 가정해 봅시다.

국산 기준 프리미엄 브랜드:

5년 후: 97명 성공

10년 후: 94명 성공

저가형 브랜드:

5년 후: 88명 성공

10년 후: ?

실제 의미는?

박 모 씨(가명, 62세)는 12년 전 프리미엄 브랜드로 4개를 하셨습니다.

12년 후:

4개 모두 아무 문제없이 사용 중

바깥쪽 지지 뼈도 잘 유지됨

정기 검진만 받으면 됨

만약 저가 브랜드였다면?

통계적으로 4개 중 1~2개는 문제 생겼을 확률

재수술 비용과 시간 손실

심리적 스트레스

장기 성공률에 영향을 주는 요소들

물론 브랜드만이 전부는 아닙니다.

성공률에 영향을 주는 요소

- 브랜드(30%)

표면 처리 기술

재료 품질

정밀도

임플란트, 아무거나 하실 건가요?

- 수술 방법(50%)

바깥쪽 2mm 지지 뼈 확보

정확한 위치와 각도

본인 뼈 활용

- 환자 관리(20%)

정기 검진

올바른 칫솔질

금연

당뇨 조절

하지만 같은 조건이라면, 검증 기간이 긴 브랜드가 유리합니다.

검증 기간이 중요한 이유

"5년 데이터만 있으면 충분한 거 아닌가요?"

아닙니다. 20년 데이터가 필요합니다. 왜일까요? 임플란트는 시간이
지나면서 변합니다.

1~3년:

골유착 완성

초기 안정화

대부분 문제없어 보임

이 시기에는 거의 모든 임플란트가 괜찮아 보입니다. 저가 브랜드도 마찬가지입니다.

5~7년:

진짜 문제가 드러나기 시작

표면 처리 품질 차이가 나타남

뼈 손실이 시작되는 경우도

저가 브랜드의 문제가 나타나기 시작하는 시기입니다.

10~15년:

브랜드별 차이가 명확해짐

바깥쪽 지지뼈 유지율 차이

장기 안정성 확인 가능

프리미엄과 저가의 차이가 확실히 드러납니다.

20년 이상:

진정한 의미의 '평생 사용' 입증

노화에 따른 뼈 변화 대응력

임플란트, 아무거나 하실 건가요?

최종 검증 완료

실제 사례

이 모 씨(가명, 71세)는 22년 전 스트라우만 임플란트를 하셨습니다.

"그때는 정말 비쌌어요. 주변에서 다들 미쳤다고 했죠."

22년 후:
뼈 손실 최소화
70세가 넘었지만 문제없이 사용

"이제는 제가 수변에 자랑해요. 22년 전 그 결정이 최고였다고."

반면, 최 모 씨(가명, 55세)는 6년 전 저가 브랜드를 하셨습니다.

"그때는 '5년 데이터도 있다'고 해서 믿었어요."

6년 후:
임플란트 주변 뼈가 많이 손실

혼들리기 시작

재수술 필요

"5년은 버텼는데, 6년 차에 문제가 생겼어요…"

왜 20년 데이터가 필요한가?

뼈는 시간이 지나면서 변합니다.

나이가 들수록 뼈 밀도 감소

잇몸뼈도 서서히 흡수

20년 데이터가 있어야 노화 대응력 확인 가능

표면 처리 기술의 장기 효과

처음 5년은 괜찮아 보여도

10년, 20년 후 차이가 드러남

본인 뼈와의 장기 결합력 확인 필요

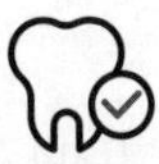

7장
우리 병원이 선택한 임플란트

제 선택 기준

저는 환자분께 이렇게 말씀드립니다.

"최소 15년, 가능하면 20년 이상 데이터가 있는 브랜드를 권합니다."

왜냐하면 여러분은 5년만 쓸 게 아니니까요. 10년, 20년, 평생 쓸 건데 5년 데이터만 있는 제품을 선택하시겠습니까? 비유하자면 5년 데이터만 있는 임플란트는 5년 된 자동차 브랜드와 같습니다. "5년은 잘 달렸어요" - 하지만 10년 후는? 20년 데이터가 있는 임플란트는 20년 검증된 자동차 브랜드와 같습니다. "20년간 안전성이 입증됐습니다." 여러분의 임플란트는 자동차보다 더 오래 쓸 겁니다.

Q: "제일 좋은 건 뭔가요?"

A: 스트라우만입니다. 하지만 비싸고 모든 경우에 필요한 건 아닙니다.

Q: "제일 가성비 좋은 건?"

A: 오스템입니다. 뼈 상태가 양호하다면 충분합니다.

Q: "한국산도 괜찮나요?"

A: 오스템, 덴티움은 20년 이상 검증됐습니다. 괜찮습니다.

Q: "저가 브랜드는요?"

A: 권하지 않습니다. 5~10년 후를 보장할 수 없습니다.

Q: "비싼 게 무조건 좋은 건가요?"

A: 아닙니다. 하지만 검증 기간이 긴 브랜드가 안전합니다.

제가 지키는 원칙

마지막으로, 브랜드 선택에서 제가 지키는 원칙을 정리하겠습니다.

원칙 1: 검증된 것만 사용

15년 이상 데이터 필수

근본 없는 저가 브랜드 절대 사용 안 함

원칙 2: 환자 상황에 맞춤

뼈 좋으면: 중급 브랜드

뼈 약하면: 프리미엄 브랜드

획일적 선택 지양

원칙 3: 솔직한 설명

비싼 이유 설명

저렴한 브랜드의 위험 설명

환자가 스스로 선택하도록

원칙 4: 장기 책임

10년, 20년 후를 생각

단기 이익보다 환자 안전

AS 가능한 브랜드만

원칙 5: 본인 뼈 우선

브랜드보다 수술이 먼저

바깥쪽 2mm 확보가 우선

좋은 브랜드 + 정확한 수술 = 성공

PART 2를 마무리하며

임플란트 브랜드는 중요합니다. 하지만 브랜드가 전부는 아닙니다. 70% 수술 방법 + 30% 브랜드 = 성공. 이 공식을 기억하세요. 아무리 좋은 브랜드라도, 바깥쪽 지지 뼈 2mm 확보 안 하면 실패. 각도가 틀어지면 실패. 본인 뼈 활용 안 하면 불안정. 반대로 중급 브랜드라도, 바깥쪽 지지 뼈 2mm 확보하고 정확한 위치와 각도로 본인 뼈를 최대한 활용하면 성공.

현명한 선택을 위한 체크리스트

□ 15년 이상 검증된 브랜드인가?

□ 표면 처리 기술이 입증됐는가?

□ 내 뼈 상태에 적합한가?

□ 전국 어디서나 AS 가능한가?

□ 20년 후에도 부품 구할 수 있나?

임플란트, 아무거나 하실 건가요?

5개 모두 체크되면, 신뢰할 수 있는 브랜드입니다. 다음 PART에서는 원칙을 지키는 수술에 대해 자세히 알아보겠습니다. 바로 그 70%를 차지하는, 가장 중요한 부분입니다.

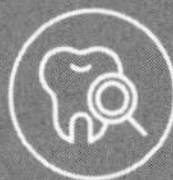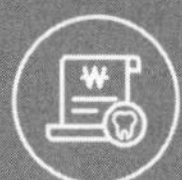

PART 3

원칙을 지키는 수술

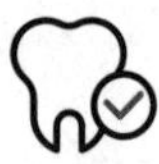

8장

원칙 1: 정밀 진단

CT와 교합 분석

임플란트 수술을 집을 짓는 것에 비유한다면, CT 촬영은 땅을 조사하는 지질 조사와 같습니다. 아무리 좋은 설계도가 있어도 땅의 상태를 모르면 튼튼한 집을 지을 수 없듯이, 뼈의 상태를 정확히 파악하지 않고는 성공적인 임플란트를 기대하기 어렵습니다.

일반 파노라마 사진은 2차원 평면 이미지입니다. 마치 건물을 정면에서만 본 사진과 같죠. 하지만 CT는 3차원으로 뼈의 두께, 높이, 밀도, 신경의 위치까지 모든 것을 보여 줍니다. 건물을 위, 아래, 옆, 안쪽에서 모두 살펴보는 것과 같습니다.

50대 중반의 한 환자분이 있었습니다. 다른 치과에서는 "바로 임플란

임플란트, 아무거나 하실 건가요?

트 가능하다"는 말을 들었지만, CT를 촬영해 보니 염증으로 뼈의 품질
이 불량한 상태로 바로 진행하면 결과를 보장할 수 없는 상태였습니다.

CT 촬영을 통해 우리가 확인하는 것은 단순히 "뼈가 있느냐 없느냐"만
이 아닙니다. 뼈의 폭이 충분한지, 높이는 어떤지, 뼈의 단단함은 어느
정도인지, 혈관이나 신경 같은 중요한 구조물이 어디에 있는지를 모두
파악합니다. 특히 아래턱의 경우 큰 신경이 지나가는데, 이 신경을 다치
게 하면 입술이나 턱에 감각이 사라질 수 있어 매우 조심해야 합니다.

하지만 CT만으로는 부족합니다. 임플란트는 결국 씹는 힘을 받아 내
야 하는 구조물입니다. 아무리 뼈에 잘 심어졌어도, 씹을 때 과도한 힘
이 한쪽으로만 집중된다면 오래 버티기 어렵습니다.

교합 분석은 환사분이 어떻게 씹는지, 이느 쪽 치아에 힘이 더 많이
가해지는지, 턱을 움직일 때 치아들이 어떻게 닿는지를 세밀하게 살펴
보는 과정입니다. 사람마다 씹는 습관이 다르고, 턱뼈와 치아의 관계도
모두 다릅니다.

오른쪽 어금니가 없어서 왼쪽으로만 씹던 분이라면, 새로 심을 임플
란트에 갑자기 강한 힘이 집중될 수 있습니다. 반대로 이를 악무는 습관
이 있는 분이라면, 자는 동안에도 임플란트에 계속 힘이 가해집니다. 이

런 부분들을 미리 파악하고 대비해야 합니다.

3D 시뮬레이션 수술 계획

CT 촬영 후, 우리는 컴퓨터 프로그램을 이용해 실제 수술 전에 가상으로 수술을 진행해 봅니다. 마치 비행기 조종사가 실제 비행 전에 시뮬레이터로 연습하는 것처럼 말입니다.

컴퓨터 화면에서 임플란트를 심을 정확한 위치를 정하고, 각도를 조절하며, 깊이를 결정합니다. 이 과정에서 "여기에 이 각도로 심으면 신경과 너무 가까워지겠구나", "이 위치는 뼈가 부족하니 조금 더 안쪽으로 옮겨야겠다"와 같은 판단을 미리 할 수 있습니다.

특히 중요한 것은 최종 보철물, 즉 위에 씌울 치아의 모양까지 미리 계획하는 것입니다. 임플란트는 결국 그 위에 올라갈 치아를 지탱하기 위한 것입니다. 치아의 위치와 모양을 먼저 정하고, 그것을 가장 잘 지탱할 수 있는 위치에 임플란트를 심어야 합니다. 순서를 반대로 하면 안 됩니다. 애초에 각도가 맞지 않는 임플란트 나사에 보철물 머리를 억지로 맞춰서 해 넣으면 잇몸에 염증이 생기기 마련입니다. 그럼 결국 잇몸 뼈가 손상되어 문제가 발생합니다.

한 환자분의 경우, 앞니 임플란트를 계획하면서 3D 시뮬레이션을 했는데, 처음 생각했던 위치에 심으면 임플란트가 입술 쪽으로 너무 튀어나와 보일 것 같았습니다. 시뮬레이션에서 위치를 2mm만 조정했더니 훨씬 자연스러운 결과를 얻을 수 있었습니다. 실제 수술에서 이런 시행착오를 겪었다면 되돌릴 방법이 없었을 것입니다.

3D 계획의 또 다른 장점은 환자분께 설명하기가 쉽다는 것입니다. 말로만 "여기에 이렇게 심을 겁니다"라고 하는 것보다, 실제 환자분의 CT 영상에서 임플란트가 들어갈 위치를 눈으로 보여드리면 훨씬 이해가 빠릅니다. 불안감도 줄어들고, 수술 후 결과에 대한 기대도 현실적으로 가질 수 있습니다.

요즘은 이 3D 계획을 바탕으로 수술 가이드를 제작하기도 합니다. 맞춤형 틀을 잇몸에 올려놓고 그 구멍을 따라 정확히 뚫는 방식인데, 미리 계획한 대로 정확하게 수술할 수 있어 더욱 안전합니다. 특히 여러 개의 임플란트를 동시에 심을 때 유용합니다.

하지만 아무리 완벽한 계획도 실제 수술 중 상황에 따라 조정이 필요할 수 있습니다. 뼈의 질감이 예상과 다르거나, 뼈의 모양이 CT에서 보던 것과 약간 다를 수 있습니다. 그래서 계획은 철저히 하되, 실제 수술에서는 유연하게 대처하는 것이 중요합니다.

결국 정밀 진단은 성공적인 임플란트의 첫 번째 관문입니다. 시간과 비용이 더 들더라도, 이 과정을 충실히 거친 임플란트가 10년, 20년 후에도 문제없이 사용될 확률이 훨씬 높습니다.

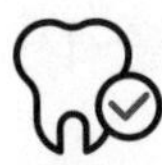

9장
원칙 2: 식립 위치와 각도

교합력을 분산시키는 황금 각도

임플란트를 심는 각도는 생각보다 훨씬 중요합니다. 같은 위치에 심더라도 각도가 조금만 달라지면 그 위에 올라가는 치아가 받는 힘의 방향이 완전히 달라지기 때문입니다.

나무 기둥을 생각해 보세요. 기둥이 땅에 수직으로 박혀 있으면 위에서 누르는 힘을 고르게 받아 낼 수 있습니다. 하지만 기둥이 비스듬히 박혀 있다면, 같은 무게라도 한쪽으로 쏠리는 힘이 생겨 쉽게 흔들리거나 부러질 수 있습니다.

임플란트도 마찬가지입니다. 씹는 힘이 임플란트의 긴 축을 따라 수직으로 전달되면 뼈가 그 힘을 고르게 받아 냅니다. 하지만 각도가 틀어지면 옆으로 밀리는 힘이 생기고, 이 힘은 뼈와 임플란트의 결합을 서서히 약하게 만듭니다.

특히 중요한 것이 바로 입술 쪽 뼈입니다. 임플란트를 심고 난 후, 입술 방향의 뼈가 최소 2mm 이상 남아 있어야 합니다. 이 뼈가 씹는 힘을 받쳐 주는 지지대 역할을 하기 때문입니다. 만약 이 뼈가 너무 얇거나 없다면, 임플란트에 가해지는 씹는 힘에 의해 뼈가 녹아내릴 것입니다.

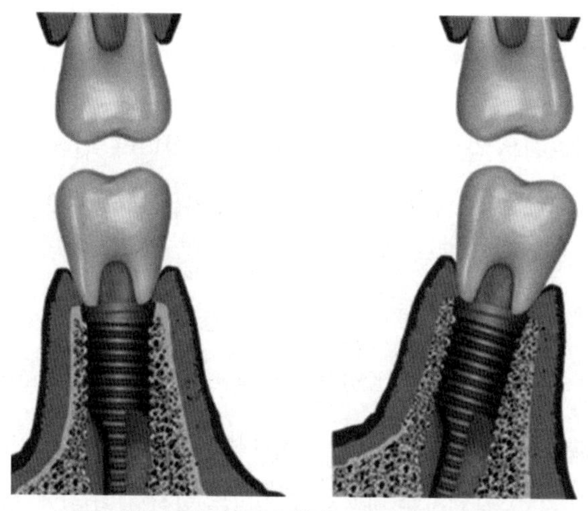

<그림. 왼쪽과 오른쪽 중 오래가는 임플란트는 왼쪽입니다.>

40대 후반 남성 환자분의 경우를 말씀드리겠습니다. 오른쪽 아래 어금니 임플란트를 계획하면서 CT를 분석했는데, 뼈의 폭이 충분해 보였습니다. 하지만 자세히 살펴보니 뼈가 입술 쪽이 아니라 혀 쪽으로 치우

쳐 있었습니다.

만약 임플란트를 뼈의 중심에 심으면 입술 쪽 뼈가 1mm 정도밖에 남지 않는 상황이었습니다. 그래서 임플란트를 약간 혀 쪽으로 밀어서 심고, 각도도 5도 정도 혀 쪽으로 기울여서 심었습니다. 그 결과 입술 쪽에 2.5mm의 뼈를 확보할 수 있었습니다.

이렇게 하면 위에 올라가는 치아가 약간 안쪽으로 들어가 보일 수 있지만, 장기적으로는 이것이 훨씬 안정적입니다. 처음에 보기 좋은 것보다 오래 쓸 수 있는 것이 더 중요하니까요.

각도를 결정할 때는 여러 가지를 동시에 고려해야 합니다. 뼈의 양과 방향, 위아래 치아가 만나는 방식, 옆 치아와의 관계, 심지어 환자분의 얼굴 모양까지도 영향을 줍니다. 앞니의 경우는 특히 더 복잡한데, 웃을 때 보이는 부분이기 때문에 심미성까지 고려해야 합니다.

1도 차이가 10년 후를 바꾼다

"겨우 1도가 뭐 그리 중요하냐"고 생각하실 수 있습니다. 하지만 임플란트가 12mm 길이라고 했을 때, 1도만 틀어져도 끝부분은 0.2mm 이상 벗어납니다. 10도가 틀어지면 2mm 이상 차이가 납니다.

더 중요한 것은 씹는 힘이 매일매일 반복적으로 가해진다는 것입니다. 하루에 수천 번씩, 1년이면 수백만 번씩 힘을 받습니다. 각도가 조금만 틀어져 있어도, 이 반복되는 힘이 한쪽으로 계속 쌓이면 결국 문제가 생깁니다.

근 10년간의 경험을 돌이켜 보면, 초기에는 아무 문제없던 임플란트가 5년, 7년 후에 흔들리기 시작한 경우들이 있었습니다. 자세히 살펴보면 대부분 각도 문제였습니다. 처음 심을 때는 뼈와 잘 붙어서 문제가 없는 것처럼 보였지만, 시간이 지나며 비정상적인 방향의 힘이 계속 가해져 뼈가 조금씩 녹아내린 것입니다.

특히 앞니는 더욱 조심해야 합니다. 이 부위는 원래 뼈가 얇고, 앞에서 뒤로 약간 기울어진 형태입니다. 각도를 제대로 맞추지 않으면 임플란트가 입술 쪽 뼈를 뚫고 나올 수도 있고, 반대로 너무 안쪽으로 기울면 치아가 뒤로 들어가 보여 미관상 좋지 않습니다.

한 30대 여성 환자분은 다른 곳에서 앞니 임플란트를 받았는데, 시간이 지나면서 잇몸이 내려가고 임플란트의 금속 부분이 비쳐 보이기 시작했습니다. CT를 찍어 보니 임플란트가 약간 앞쪽으로 기울어져 심어져 있었고, 입술 쪽 뼈가 거의 남아 있지 않았습니다. 각도가 7~8도만 더 안쪽으로 향했다면 이런 문제를 예방할 수 있었을 것입니다.

반대로 너무 신경 쓴 나머지 지나치게 안쪽으로 기울이는 것도 문제입니다. 그러면 위에 올라가는 치아가 너무 안쪽에 위치하게 되어 씹는 기능이 떨어지거나, 심지어 혀를 방해할 수도 있습니다.

결국 이상적인 각도는 단 하나의 정답이 있는 것이 아니라, 그 사람의 뼈 상태, 씹는 습관, 남은 치아의 상태 등을 모두 고려해서 찾아내야 하는 것입니다. 이것이 바로 임플란트 수술이 단순한 기계적 작업이 아니라 임상적 판단이 필요한 이유입니다.

수술 중에는 가이드를 사용하더라도 최종적으로 육안과 손의 감각으로 각도를 미세 조정합니다. 드릴이 뼈를 파고 들어가는 느낌, 뼈의 단단함, 임플란트가 들어가는 저항감 등을 종합적으로 판단하여 마지막 순간까지 최선의 각도를 찾습니다.

1도의 차이가 당장은 느껴지지 않지만, 10년 후의 성공과 실패를 가를 수 있습니다. 그래서 수술 중 각도를 맞추는 그 짧은 순간에 최대한 집중하고, 조금이라도 이상하면 다시 확인하고 조정합니다. 빠르게 끝내는 것보다 정확하게 하는 것이 훨씬 중요하니까요.

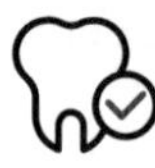

10장

원칙 3: 초기 고정력

골유착의 조건

임플란트가 뼈와 단단히 붙는 과정을 '골유착'이라고 합니다. 뼈세포가 임플란트 표면에 달라붙어 마치 임플란트가 원래 뼈의 일부였던 것처럼 하나가 되는 것입니다. 이것이 임플란트가 오랫동안 제 역할을 할 수 있는 핵심 원리입니다.

하지만 이 골유착이 제대로 일어나려면 초기에 임플란트가 뼈에 단단히 고정되어 있어야 합니다. 마치 부러진 뼈를 붙일 때 깁스로 고정하는 것과 같은 이치입니다. 움직이지 않아야 뼈가 자라 붙을 수 있습니다.

임플란트를 심고 나서 뼈에 단단히 고정되는 정도를 '초기 고정력'이라고 합니다. 이것은 수치로 측정할 수 있는데, 보통 30N 이상이면 안정적이라고 판단합니다. 40을 넘으면 매우 좋은 상태이고, 15N 이하면 조심해야 합니다.

초기 고정력은 여러 요인에 의해 결정됩니다. 가장 중요한 것은 뼈의 질입니다. 뼈가 단단하면 임플란트를 나사처럼 조이듯 심을 때 강하게 조여집니다. 하지만 뼈가 푸석푸석하면 아무리 조여도 헛도는 느낌이 듭니다. 마치 단단한 나무에 나사를 박는 것과 스티로폼에 나사를 박는 것의 차이입니다.

60대 여성 환자분의 경우, CT상으로는 뼈의 양이 충분해 보였습니다. 하지만 실제로 수술을 시작하니 뼈의 밀도가 매우 낮았습니다. 임플란트를 심었는데 초기 고정력이 5N밖에 나오지 않았습니다. 이대로 두면 골유착이 제대로 일어나지 않을 가능성이 높았습니다.

이런 경우, 몇 가지 방법을 사용할 수 있습니다. 조금 더 긴 임플란트를 사용하거나, 약간 더 굵은 것을 선택하거나, 뼈를 파는 구멍을 조금 작게 만들어 더 타이트하게 끼워 넣는 방법 등입니다. 이 환자분의 경우, 계획했던 것보다 2mm 더 긴 임플란트를 사용하고, 구멍도 조금 작게 준비하여 고정력을 35까지 올릴 수 있었습니다.

반대로 뼈가 너무 단단한 경우도 조심해야 합니다. 턱뼈 앞부분이나 아래턱 어금니 부위는 뼈가 매우 단단한 경우가 많습니다. 이때 무리하게 임플란트를 조이면 뼈에 미세한 금이 가거나 너무 센 마찰력에 의해 온도가 너무 올라가서 뼈 구조가 파괴될 수 있습니다. 이것이 오히려 골유착을 방해할 수 있습니다.

초기 고정력을 얻었다고 해서 끝이 아닙니다. 골유착이 완성될 때까지 보통 2~3개월이 걸립니다. 이 기간 동안 임플란트가 흔들리지 않도록 관리해야 합니다. 그래서 임플란트를 심은 후에는 해당 부위로 씹지 않도록 주의를 드립니다.

드릴링 속도와 온도 관리

임플란트를 심기 위해서는 먼저 뼈에 구멍을 뚫어야 합니다. 이때 사용하는 드릴의 속도와 압력, 그리고 발생하는 열이 매우 중요합니다.

뼈는 살아 있는 조직입니다. 뼈세포가 죽으면 골유착이 일어날 수 없습니다. 그런데 뼈세포는 열에 매우 약합니다. 47도 이상의 온도에 1분만 노출되어도 뼈세포가 죽기 시작합니다. 이를 '열 손상'이라고 합니다.

드릴이 빠르게 회전하면서 뼈를 깎으면 마찰열이 발생합니다. 금속과 뼈가 마찰하면서 순식간에 온도가 올라갈 수 있습니다. 그래서 드릴링하는 동안 계속 차가운 식염수를 흘려보내며 열을 식힙니다. 마치 금속을 가공할 때 냉각수를 사용하는 것과 같은 원리입니다.

드릴의 속도도 중요합니다. 너무 빠르면 열이 많이 발생하고, 너무 느리면 뼈가 깨끗하게 잘리지 않고 으스러집니다. 보통 분당 800~1200회전 정도가 적당합니다. 뼈의 단단함에 따라 속도를 조절하는데, 단단한 뼈는 조금 빠르게, 무른 뼈는 천천히 드릴링합니다.

압력도 마찬가지입니다. 너무 세게 누르면 뼈가 상하고 열도 많이 발생합니다. 가볍게 드릴의 무게만으로 자연스럽게 들어가게 하는 것이 이상적입니다. 억지로 밀어 넣는 느낌이 들면 뭔가 잘못된 것입니다.

드릴 자체의 상태도 중요합니다. 날이 무뎌진 드릴을 사용하면 더 많은 열이 발생하고, 구멍도 깨끗하게 뚫리지 않습니다. 그래서 드릴은 일정 횟수 사용 후 반드시 교체해야 합니다. 비용을 아끼려고 무딘 드릴을 계속 사용하는 것은 결국 환자에게 손해입니다.

한 번은 여름철 무더운 날, 진료실 온도가 평소보다 높았던 적이 있습니다. 그날 수술 중 평소보다 식염수를 더 자주, 더 많이 사용했습니다.

실내 온도가 높으면 식염수도 쉽게 따뜻해지고, 냉각 효과가 떨어지기 때문입니다. 작은 차이 같지만, 이런 세심한 부분들이 모여 결과를 만들어 냅니다.

즉시 임플란트의 위험성

이를 뽑은 자리에 바로 임플란트를 심는 것을 '즉시 임플란트'라고 합니다. 한 번의 수술로 발치와 임플란트를 동시에 해결할 수 있어 환자 입장에서는 매력적으로 보입니다. 하지만 이것이 항상 좋은 선택은 아닙니다.

치아를 뽑고 나면 뼈에 구멍이 남습니다. 이 구멍의 모양과 크기는 뽑은 치아의 뿌리 모양과 같습니다. 문제는 치아 뿌리의 모양과 임플란트의 모양이 다르다는 것입니다. 치아 뿌리는 불규칙하고 복잡한 형태인데, 임플란트는 규칙적인 원통형이나 원뿔형입니다.

그래서 즉시 임플란트를 심으면 임플란트와 뼈 사이에 빈 공간이 생기기 쉽습니다. 이 빈 공간이 있으면 초기 고정력을 얻기 어렵고, 골유착도 불안정해질 수 있습니다.

 임플란트, 아무거나 하실 건가요?

더 큰 문제는 염증입니다. 치아를 뽑는 이유가 심한 충치나 잇몸병인 경우가 많은데, 이런 경우 뽑은 자리에 염증이 남아있습니다. 이 상태에서 바로 임플란트를 심으면 염증이 임플란트 주변으로 번질 수 있습니다.

30대 남성 환자분이 다른 치과에서 즉시 임플란트를 받았는데, 2주 후부터 통증과 부기가 심해져 내원했습니다. 잇몸병이 심했던 치아를 뽑자마자 임플란트를 심었는데, 염증이 제대로 제거되지 않은 상태였던 것입니다. 결국 임플란트를 빼내고 염증 치료를 한 후, 3개월 뒤 다시 임플란트를 심어야 했습니다.

물론 즉시 임플란트가 가능한 경우도 있습니다. 외상으로 치아가 부러졌거나, 뿌리가 깨져서 어쩔 수 없이 발치해야 하는 경우처럼 주변 뼈가 건강하고 염증이 없을 때는 충분히 문제없이 진행할 수 있습니다. 하지만 이런 경우에도 초기 고정력을 충분히 얻을 수 있는지, 뼈의 양과 질이 적합한지 신중히 판단해야 합니다.

개인적으로는 염증으로 인해 뼈의 손상이 심한 경우라면, 가능하면 발치 후 2~3개월 기다렸다가 임플란트를 심는 것을 추천드립니다. 그 기간 동안 발치 부위가 완전히 아물고, 새로운 뼈가 어느 정도 차오르며, 염증도 완전히 사라집니다. 조금 더 기다리더라도 훨씬 안전하고 예측 가능한 결과를 얻을 수 있습니다.

빠른 것이 항상 좋은 것은 아닙니다. 2~3개월이라는 시간이 길게 느껴질 수 있지만, 10년, 20년 사용할 임플란트를 생각하면 충분히 기다릴 만한 가치가 있습니다. 급하게 서두르다가 실패하면 결국 더 많은 시간과 비용, 그리고 고통이 따라옵니다.

다만 주변 뼈가 튼튼해서 치아를 빼면서 바로 임플란트를 식립해도 문제가 없는 경우이거나, 앞니처럼 심미적으로 중요한 부위에 선별적으로 즉시 식립하는 경우는 굳이 기다릴 필요는 없습니다. 특히 앞니는 오랜 기간 이가 없는 상태로 지내기 어려우므로, 주변 뼈에 큰 문제가 없는 한 임플란트를 심어서 잇몸 밑으로 묻어 놓고, 임시 틀니나 임시 보철물을 사용하면서 적절한 치유 기간을 확보하는 방법을 권해 드립니다.

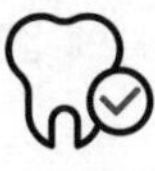

11장
원칙 4: 충분한 뼈

"뼈 없이도 가능합니다"의 함정

"뼈가 부족해도 괜찮습니다", "뼈 이식 없이 바로 할 수 있습니다"라는 말은 환자 입장에서 매우 매력적으로 들립니다. 수술 횟수도 줄고, 비용도 절감되고, 회복 기간도 짧아지니까요. 하지만 이것이 항상 옳은 선택일까요?

임플란트는 뼈에 지탱됩니다. 뼈가 충분하지 않다는 것은 임플란트를 지탱할 기둥이 약하다는 의미입니다. 아무리 좋은 임플란트를 사용해도, 그것을 받쳐 줄 뼈가 부족하면 오래 버티기 어렵습니다.

특히 중요한 것이 앞서 말씀드린 입술 쪽 뼈입니다. 임플란트 주변으로 최소 2mm 이상의 뼈가 둘러싸고 있어야 합니다. 이 뼈가 씹는 힘을 함께 받아 주는 역할을 합니다. 만약 이 뼈가 1mm밖에 없거나 아예 없다면, 임플란트 하나가 모든 힘을 혼자 감당해야 합니다.

건물을 지을 때 기초공사가 중요하듯, 임플란트도 마찬가지입니다. 기초가 약한데 그 위에 아무리 훌륭한 건물을 지어도 언젠가는 문제가 생깁니다. 처음 몇 년은 괜찮을 수 있습니다. 하지만 5년, 7년이 지나면서 서서히 뼈가 내려가고, 임플란트가 흔들리기 시작합니다.

50대 중반 여성 환자분이 다른 곳에서 위턱 어금니 임플란트를 받았는데, 3년 만에 문제가 생겼다며 내원하셨습니다. CT를 촬영해 보니 임플란트 주변의 뼈가 거의 녹아 없어진 상태였습니다. 처음부터 뼈가 충분하지 않았는데, "짧은 임플란트로도 가능하다"는 말을 듣고 진행했다고 하셨습니다.

짧은 임플란트 자체가 나쁜 것은 아닙니다. 최근 기술 발전으로 예전보다 짧은 임플란트도 성공률이 높아졌습니다. 하지만 그것은 뼈의 질이 좋고, 씹는 힘이 과도하지 않으며, 주변에 충분한 뼈가 둘러싸고 있을 때의 이야기입니다. 조건이 맞지 않는데 무리하게 진행하면 결국 문제가 생깁니다.

어떤 경우는 임플란트를 비스듬히 심어 뼈가 많은 부분을 활용하기도 합니다. 이것도 하나의 방법이지만, 각도가 너무 기울어지면 씹는 힘의 방향이 비정상적이 되어 오히려 해가 될 수 있습니다. 모든 것은 적절한 범위 내에서 이루어져야 합니다.

뼈 이식이 반드시 필요한 상황이라면?

앞서 말한 대로, 가장 좋은 것은 뼈 이식 없이 본인의 뼈 상태에 맞는 각도와 임플란트 사이즈 조절을 통해 뼈 이식 없이 진행하는 것이지만, 한쪽 부위의 뼈가 함몰됐다거나 발치 즉시 임플란트 시 공간이 너무 비어 있는 경우 등에는 뼈 이식을 동반해야만 하는 경우가 있습니다. 이때, 뼈 이식도 외부의 물질을 이식하는 것이 아니라, 본인의 뼈를 이용할 수 있습니다. 본인의 뼈는 생착률이 가장 높고, 거부 반응도 없으며, 가장 자연스럽게 주변 뼈와 결합합니다.

뼈 이식에 쓰이는 이식재에는 본인의 뼈(자가골), 다른 사람의 뼈를 가공한 것(동종골), 소나 돼지의 뼈를 이용하는 것(이종골), 화학적으로 만들어 낸 뼈(합성골) 등이 있습니다. 이 중 가장 간단하면서 결과가 좋은 것은 임플란트를 심기 위해 뼈를 뚫을 때 나오는 뼈 가루를 모아서 부족한 부분에 채워 넣는 것입니다. 뼈 이식이 필요하다면 이것이 가장 좋은 방법이고, 이것만으로도 충분한 경우가 많습니다.

조금 더 많은 뼈가 필요한 경우, 같은 턱뼈의 다른 부위에서 조금 떼어내 사용할 수 있습니다. 보통 턱 끝 부분이나 사랑니가 있던 뒤쪽 부분에서 채취하는데, 이 부위는 뼈가 비교적 두껍고 채취해도 기능에 지장이 없습니다.

물론 앞서 말했던 다른 종류의 이식재도 있습니다. 때로는 이것이 더 적절한 선택일 수 있습니다. 하지만 가능하면 본인의 뼈를 사용하는 것을 우선적으로 고려합니다. 본인의 뼈에는 살아있는 세포가 들어 있어 새로운 뼈가 자라나는 데 가장 좋은 환경을 만들어 주기 때문입니다.

50대 환자분 중에, 오른쪽 아래 어금니 임플란트를 하는데, 잇몸병으로 무너져 내린 잇몸뼈 부위가 완전히 함몰되어 다른 임플란트 수술 부위에서 채취한 본인의 잇몸뼈를 이식했던 케이스가 있습니다. 3개월 뒤 잇몸을 열어 보니 함몰됐던 부위는 온데간데없고 본인의 완전히 경화된 건강한 뼈로 채워져 있었습니다. 환자분은 처음에는 "왜 이렇게 복잡하게 하냐"고 걱정하셨지만, 지금은 5년째 아무 문제없이 잘 사용하고 계십니다. 만약 본인의 뼈가 아닌 인공 뼈 등 외부 물질을 이식했다면, 이렇게 단기간에 양질의 뼈가 만들어지지 않았을 가능성이 굉장히 높습니다. 또한 전에 말씀드린 대로 3개월 뒤에 잇몸을 열었을 때, 이식한 이식재 가루가 그대로 남아 있었을 가능성도 매우 높았을 것입니다.

뼈 이식에는 추가 비용과 시간이 들어갑니다. 수술 과정도 조금 더 복잡하고, 회복 기간도 더 필요합니다. 하지만 이것은 10년, 20년 후를 위한 투자입니다. 지금 조금 더 시간과 비용을 들여 제대로 하는 것이, 나중에 실패하고 다시 하는 것보다 훨씬 낫습니다.

물론 모든 경우에 뼈 이식이 필요한 것은 아닙니다. 뼈가 충분한 경우도 많고, 약간 부족하더라도 임플란트 위치나 각도를 조정하여 해결할 수 있는 경우도 있습니다. 중요한 것은 현재 상태를 정확히 파악하고, 가장 안전하고 장기적으로 성공 가능한 방법을 선택하는 것입니다.

"뼈 이식 없이도 가능하다"는 말이 틀린 것은 아닙니다. 가능할 수는 있습니다. 하지만 "가능하다"와 "바람직하다"는 다른 의미입니다. 가능하다는 것은 당장 심을 수는 있다는 뜻이고, 바람직하다는 것은 장기적으로 안전하게 사용될 수 있다는 뜻입니다.

필요한 부위에 뼈 이식을 권하는 것은 비용을 더 받기 위함이 아닙니다. 오히려 뼈 이식 수술은 시간도 오래 걸리고, 난도도 높으며, 수술 후 관리도 더 신경 써야 합니다. 하지만 환자분이 오랫동안 편하게 사용하실 수 있도록 하기 위해서는 반드시 필요한 과정입니다.

집을 지을 때 기초공사를 튼튼히 하는 것처럼, 임플란트도 뼈라는 기초를 튼튼히 만들어야 합니다. 기초가 약한 집은 겉보기엔 멀쩡해도 시간이 지나면 문제가 생깁니다. 임플란트도 마찬가지입니다.

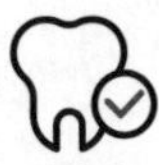

12장
수술 중 지켜야 할 것들

무균 환경

임플란트 수술은 뼛속에 인공물을 넣는 수술입니다. 피부를 절개하고, 뼈를 노출시키고, 그 안에 금속을 심습니다. 이 모든 과정은 완벽하게 깨끗한 환경에서 이루어져야 합니다.

입 안에는 원래 수많은 세균이 살고 있습니다. 이것은 정상적인 현상이고, 건강한 상태에서는 문제가 되지 않습니다. 하지만 수술 중에 이 세균들이 상처 안쪽으로 들어가면 감염을 일으킬 수 있습니다.

수술 전에는 먼저 입 안을 소독액으로 헹구게 합니다. 그리고 수술 부위 주변을 다시 한번 소독합니다. 수술 중에 사용하는 모든 기구는 완전히 멸균된 것을 사용합니다. 한 번 사용한 기구는 절대 다시 사용하지 않고, 다른 부위를 만진 손이나 기구로 수술 부위를 만지지 않습니다.

수술하는 의사와 보조 인력은 모두 멸균 가운을 입고, 멸균 장갑을 착용합니다. 얼굴에는 마스크를 씁니다. 작은 비말이나 이물질 하나가 감염을 일으킬 수 있기 때문입니다.

임플란트 자체도 개봉 직전까지 밀봉된 상태로 보관되며, 개봉한 후에는 어떤 것도 표면에 닿지 않도록 주의합니다. 공기 중의 먼지나 세균도 최소화하기 위해 수술실의 공기도 정기적으로 필터링합니다.

한 번은 수술 중에 보조 인력이 실수로 멸균되지 않은 물건을 수술 영역에 가까이 가져온 적이 있습니다. 직접 닿지는 않았지만, 저는 즉시 수술을 멈추고 해당 부위를 다시 소독했습니다. 그 직원은 "안 닿았는데요"라고 했지만, 조금이라도 의심이 되면 처음부터 다시 하는 것이 원칙입니다.

과민하게 보일 수 있지만, 감염은 한 번 발생하면 치료가 매우 어렵습니다. 임플란트 주변에 감염이 생기면 최악의 경우 임플란트를 제거해야 할 수도 있습니다. 그래서 수술 중 무균 상태 유지는 타협할 수 없는 원칙입니다.

환자분들께도 수술 전 양치질을 철저히 하시고, 수술 당일 아침에는 가벼운 샤워를 하고 오시도록 안내합니다. 몸의 청결 상태도 감염 예방에 중요하기 때문입니다.

수술 후에는 항생제를 처방하여 혹시 모를 감염을 예방합니다. 하지만 가장 중요한 것은 수술 중에 세균이 들어가지 않도록 하는 것입니다. 예방이 치료보다 백 배 중요합니다.

경험과 숙련도

임플란트 수술은 기술적인 측면이 매우 중요합니다. 같은 교육을 받고, 같은 도구를 사용해도 결과가 다를 수 있는 이유는 경험과 숙련도 때문입니다.

근 10년간 수많은 임플란트 수술을 해 오면서 느끼는 것은, 매 수술마다 새로운 배움이 있다는 것입니다. 비슷해 보이는 케이스도 자세히 보면 모두 조금씩 다릅니다. 뼈의 모양, 밀도, 주변 조직의 상태가 모두 다릅니다.

경험이 쌓이면 수술 전 계획 단계에서 더 많은 것을 예측할 수 있습니다. "이 부위는 뼈가 CT에서는 괜찮아 보이지만, 실제로는 무를 가능성이 높다", "이 각도로 심으면 나중에 보철물 제작할 때 어려움이 있을 수있다" 같은 것들입니다.

수술 중에도 차이가 납니다. 뼈를 뚫을 때의 저항감으로 뼈의 질을 파악하고, 그에 따라 드릴 속도나 압력을 즉각 조정합니다. 출혈이 예상보다 많으면 그 원인을 파악하고 적절히 대처합니다. 이런 것들은 책으로 배울 수 없고, 직접 경험하면서 몸으로 익혀야 합니다.

숙련도는 단순히 빨리 하는 것을 의미하지 않습니다. 오히려 필요한 곳에 충분한 시간을 들이고, 조금이라도 의심스러우면 다시 확인하고, 작은 디테일도 놓치지 않는 것이 진정한 숙련도입니다.

수술 시간을 줄이는 것보다 합병증을 줄이는 것이 더 중요합니다. 빨리 끝내려고 서두르다가 각도가 틀어지거나, 뼈에 손상이 가거나, 출혈이 많아지면 결국 환자에게 해가 됩니다.

그래서 매 수술을 첫 수술처럼 집중합니다. 익숙하다고 방심하지 않고, 매번 체크리스트를 확인하고, 원칙을 지킵니다. 이것이 경험 있는 의사가 해야 할 태도라고 생각합니다.

결국 좋은 임플란트는 최신 장비나 비싼 재료가 아니라, 정확한 진단과 계획, 원칙을 지키는 수술, 그리고 경험에서 나오는 판단력이 만들어 냅니다. 이 모든 것이 조화를 이룰 때, 환자분이 10년, 20년 후에도 만족하며 사용할 수 있는 임플란트가 완성됩니다.

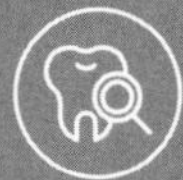

PART 4

보철물이 임플란트를 완성한다

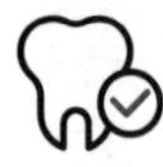

13장
임플란트의 절반은 보철이다

교합력을 받아 내는 보철

많은 분들이 임플란트 수술이 끝나면 모든 것이 완성된 것으로 생각합니다. 하지만 실제로는 그때부터가 진짜 시작입니다. 임플란트는 뿌리일 뿐이고, 그 위에 올라가는 치아, 즉 보철물이 실제로 우리가 사용하는 부분이기 때문입니다.

임플란트를 나무에 비유한다면, 수술로 심는 것은 땅속의 뿌리를 만드는 것입니다. 아무리 뿌리가 튼튼해도 그 위에 올라가는 줄기와 가지, 잎이 제대로 자라지 않으면 나무의 역할을 할 수 없습니다. 보철물이 바로 이 줄기와 가지에 해당합니다.

보철물은 단순히 예쁘게 생긴 치아 모양의 도자기가 아닙니다. 씹는 힘을 받아 내고, 그 힘을 임플란트로 전달하며, 주변 치아들과 조화롭게 작동해야 하는 정밀한 기계 부품에 가깝습니다.

우리가 음식을 씹을 때 어금니에 가해지는 힘은 평균 50~70킬로그램 정도입니다. 이를 악무는 습관이 있는 분은 100킬로그램이 넘는 힘이 가해지기도 합니다. 이 엄청난 힘이 매 끼니마다, 하루에 수백 번씩 반복적으로 가해집니다.

보철물은 이 힘을 받아서 임플란트로, 그리고 뼈로 전달합니다. 이때 힘이 한쪽으로 쏠리지 않고 고르게 분산되어야 합니다. 만약 보철물의 모양이나 교합이 잘못되어 힘이 한쪽으로만 집중되면, 마치 책상 다리 하나에만 무게가 실려 휘어지는 것처럼 임플란트에 무리가 갑니다.

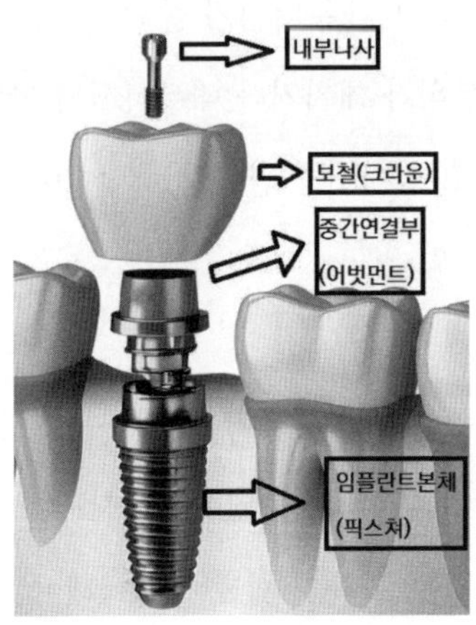

50대 초반의 한 환자분이 다른 치과에서 임플란트를 받았는데, 1년 만에 임플란트가 흔들린다며 내원하셨습니다. CT를 촬영해 보니 임플란트 자체는 잘 심어져 있었습니다. 뼈와의 결합도 문제가 없었습니다.

그런데 보철물을 자세히 살펴보니, 씹는 면이 한쪽으로 치우쳐져 있었습니다. 그래서 씹을 때마다 임플란트와 보철물을 연결해 주는 내부 나사가 비스듬한 방향으로 힘을 받았던 것입니다. 이런 비정상적인 힘이 1년 동안 반복되면서 내부나사가 풀리게 되었고, 결국 흔들림이 생긴 것이었습니다.

다행히 이 경우는 임플란트 본체를 빼지 않고 보철물만 새로 제작하여 해결할 수 있었습니다. 씹는 면을 정확한 위치로 조정하고, 교합을 세밀하게 맞춘 새 보철물을 장착했더니 흔들림이 멈추고 안정되었습니다. 만약 조금 더 늦었다면 내부나사가 풀린 상태로 지속적인 비정상적 힘을 받은 중간연결부위가 깨지거나 내부나사가 안에서 부러지는 경우엔 공사가 커져 버리고 심지어는 임플란트까지 다시 해야 했을 수도 있습니다.

보철물의 재료도 중요합니다. 너무 단단한 재료를 사용하면 맞은편 치아가 닳을 수 있고, 너무 무른 재료는 보철물 자체가 빨리 닳습니다. 자연 치아와 비슷한 강도를 가진 재료를 선택해야 하며, 환자분의 씹는 습관에 따라 조절해야 합니다.

또한 보철물은 주변 잇몸과의 관계도 고려해야 합니다. 보철물이 잇몸을 너무 누르면 염증이 생기고, 반대로 틈이 생기면 음식물이 끼어 불편합니다. 잇몸과 보철물이 자연스럽게 맞닿는 형태를 만드는 것이 중요합니다.

보철 실패가 임플란트를 망친다

아무리 완벽하게 임플란트 수술을 해도, 보철물이 잘못되면 모든 것이 물거품이 됩니다. 이것이 "임플란트의 절반은 보철이다"라고 말하는 이유입니다.

보철물 실패의 가장 흔한 원인은 교합 문제입니다. 씹을 때 닿는 점이 너무 높거나, 위치가 잘못되거나, 면적이 부적절하면 문제가 생깁니다.

교합이 높으면 환자분은 씹을 때 그 치아에 먼저 부딪히는 느낌을 받습니다. 처음에는 "조금 높은 것 같은데 익숙해지겠지"라고 생각할 수 있지만, 이것은 절대 익숙해지지 않습니다. 오히려 계속 그쪽에만 힘이 집중되어 임플란트와 해당 임플란트에 맞물리는 치아에 과부하가 걸립니다.

반대로 교합이 너무 낮으면 씹을 때 제대로 힘을 받지 못해 음식을 씹기 어렵습니다. 환자분은 무의식적으로 그쪽을 피하게 되고, 결국 임플란트를 제대로 사용하지 못하게 됩니다.

60대 남성 환자분이 2년 전 다른 곳에서 위턱 어금니 임플란트를 했는데, 씹을 때 통증이 있다며 찾아오셨습니다. "임플란트가 실패한 건가요?"라고 걱정하셨지만, 임플란트 자체는 문제없었습니다.

보철물을 확인해 보니 씹는 면의 형태가 자연스럽지 않았습니다. 평평해야 할 부분이 볼록했고, 음식을 으깨는 역할을 하는 교두라는 부분의 위치도 이상했습니다. 그래서 씹을 때마다 불편하고, 특정 방향으로 턱을 움직일 때 걸리는 느낌이 있었던 것입니다.

보철물을 새로 제작하면서 반대편 자연 치아의 형태를 참고하여 정확한 해부학적 형태로 만들었습니다. 환자분은 "이제야 제대로 씹는 느낌이다"라며 만족하셨습니다. 2년 동안 불편했던 것이 보철물 하나 바꾸는 것으로 해결된 것입니다.

보철물과 임플란트를 연결하는 부품인 중간연결부위(지대주)도 중요합니다. 이 부분이 정밀하게 맞지 않으면 틈이 생기고, 그 틈으로 세균이 들어가 염증을 일으킬 수 있습니다. 또한 나사가 헐거워지는 문제도 생길 수 있습니다.

나사가 풀리는 것은 생각보다 흔한 문제입니다. 씹는 힘이 반복적으로 가해지면서 조금씩 나사가 느슨해질 수 있습니다. 정기 검진을 통해 확인하고 조여 주면 되지만, 방치하면 보철물이 흔들리거나 빠질 수 있습니다.

보철물의 색상과 모양도 무시할 수 없습니다. 특히 앞니는 웃을 때 보이는 부분이기 때문에 주변 치아와 자연스럽게 어울려야 합니다. 너무 하얗거나, 모양이 부자연스러우면 오히려 임플란트라는 것이 더 눈에 띕니다.

한 40대 여성 환자분은 앞니 임플란트의 색이 너무 희고 인위적으로 보인다며 스트레스를 받고 계셨습니다. 보철물을 제작할 때 주변 치아의 색상과 질감, 투명도까지 세밀하게 맞춰 다시 만들어드렸습니다. 자연스러운 결과에 환자분은 매우 만족하셨고, "이제야 웃을 때 편안하다"고 하셨습니다.

보철물의 청소 가능성도 고려해야 합니다. 아무리 좋은 보철물이라도 청소가 어려우면 음식물이 끼고, 세균이 번식하며, 염증이 생깁니다. 치실이나 치간칫솔이 들어갈 수 있는 적절한 공간을 확보하는 것이 중요합니다.

결국 좋은 보철물은 보기에도 좋고, 씹기에도 편하며, 관리하기도 쉽고, 오래 사용할 수 있어야 합니다. 이 모든 조건을 만족시키는 것이 쉽지 않지만, 이것이 바로 전문가의 역할입니다.

임플란트, 아무거나 하실 건가요?

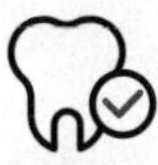

14장
외주 vs 원내 제작의 차이

기공소에 맡기면 생기는 일

대부분의 치과는 보철물 제작을 외부 기공소에 의뢰합니다. 치과에서 본을 뜬 후, 그것을 기공소로 보내면 며칠 후 완성된 보철물을 받는 방식입니다. 이것이 나쁜 방법은 아니지만, 몇 가지 한계가 있습니다.

첫 번째 문제는 시간입니다. 기공소로 본을 보내고, 제작하고, 다시 받아오는 데 보통 1~2주가 걸립니다. 그 사이 환자분은 임시 보철물을 사용하거나 불편한 상태로 지내야 합니다.

더 큰 문제는 수정이 필요할 때입니다. 보철물을 입에 맞춰보니 높이나 형태가 맞지 않으면, 다시 기공소로 보내 수정해야 합니다. 이렇게 되면 또다시 며칠을 기다려야 하고, 환자분의 불편은 계속됩니다.

두 번째 문제는 의사소통입니다. 치과 의사가 원하는 형태와 기공사가 만드는 형태 사이에 차이가 생길 수 있습니다. 아무리 자세히 설명하고 사진을 첨부해도, 직접 보지 못하고 만드는 것에는 한계가 있습니다.

특히 교합은 환자분의 씹는 습관, 턱의 움직임, 근육의 힘 등을 모두 고려해야 하는데, 이런 미묘한 부분들은 전달하기 어렵습니다. 기공사는 모형을 보며 만들기 때문에, 실제 환자분의 입 안에서 일어나는 일을 완전히 이해하기 어렵습니다.

한 환자분의 경우를 말씀드리겠습니다. 외부 기공소에서 제작한 보철물이 왔는데, 형태는 좋았지만 교합이 맞지 않았습니다. 기공소에 수정을 요청했고, 일주일 후 다시 받았습니다. 하지만 여전히 완벽하지 않았습니다.

다시 한번 더 수정을 요청했고, 총 3주가 걸려서야 만족스러운 결과를 얻을 수 있었습니다. 환자분은 그동안 임시 보철물로 지내야 했고, 여러 번 내원해야 하는 불편을 겪으셨습니다. 이런 과정은 결국 병원에 대한 신뢰도에 문제가 될 수 있으며 실제로 환자분의 만족도는 많이 떨어졌습니다. 이런 일이 반복되면, 환자분도 지치고 병원도 지치게 됩니다. 치과 내에 기공소가 있으면 환자분들이나 병원 의료진들 모두 더 편하지 않을까 싶습니다.

세 번째 문제는 품질 관리입니다. 외부 기공소는 여러 치과의 작업을 동시에 진행합니다. 바쁜 시기에는 작업이 밀려서 꼼꼼하게 하지 못할 수도 있습니다. 또한 어떤 기공사가 작업하느냐에 따라 품질 편차가 생길 수 있습니다. 흔히 손탄다고 하는데 대형 기공소에 맡길수록 이런 일이 더 발생하게 됩니다.

물론 훌륭한 외부 기공소들도 많습니다. 오랜 기간 함께 일하며 호흡이 잘 맞는 기공소라면 이런 문제들이 최소화됩니다. 하지만 그런 관계를 만드는 것도 쉽지 않고, 항상 완벽할 수는 없습니다.

의사소통 단절이 만드는 오차

치과 의사와 기공사 사이의 의사소통 단절은 작은 오차를 만들어 냅니다. 0.1mm, 0.2mm의 차이지만, 입 안에서는 이것이 크게 느껴집니다.

예를 들어 "조금 더 높게"라고 요청하면, 기공사는 0.5mm 높일 수도 있고 1mm 높일 수도 있습니다. 그 사람의 판단에 따라 달라집니다. 하지만 실제로 필요한 것은 정확히 0.3mm일 수 있습니다.

색상도 마찬가지입니다. "A2 색상으로 약간 밝게"라고 전달해도, '약간'이라는 표현은 사람마다 다르게 해석됩니다. 환자분의 피부색, 입술색, 조명 환경 등을 고려한 미묘한 색상 조절은 직접 보지 않고는 불가능합니다.

형태도 문제입니다. "자연스러운 형태로"라고 요청하면, 기공사는 표준적인 해부학적 형태를 만듭니다. 하지만 환자분의 반대편 치아가 특이한 형태라면, 그것과 대칭을 맞춰야 자연스럽습니다. 이런 세밀한 부분은 사진으로도 완벽하게 전달되지 않습니다.

특히 복잡한 케이스일수록 의사소통의 어려움이 커집니다. 여러 개의 임플란트를 동시에 하거나, 자연 치아와 임플란트를 함께 연결하는 보철물을 만들 때는 고려할 사항이 너무 많아집니다.

이런 경우, 치과 의사가 원하는 것을 기공사에게 완벽하게 전달하려면 매우 자세한 지시서를 작성해야 합니다. 하지만 아무리 자세히 써도 모든 것을 글과 사진으로 표현하기는 어렵습니다.

또한 제작 과정에서 예상치 못한 문제가 생길 수 있습니다. 예를 들어 재료의 수축으로 인해 약간의 변형이 생기거나, 색상이 의도한 것과 조금 다르게 나올 수 있습니다. 이럴 때 기공사가 즉시 치과 의사와 상의할 수 있으면 좋지만, 외부 기공소의 경우 이미 완성된 후에야 확인할 수 있습니다.

결국 외주 제작 방식은 효율적일 수 있지만, 정밀도와 완성도 면에서
는 한계가 있습니다. 특히 까다로운 케이스일수록 이런 한계가 더 분명
해집니다.

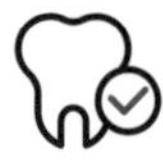

15장
왜 우리는 보철물을 직접 만드는가

치과 의사와 기공사의 실시간 협업

원내 기공실이 있다는 것은 치과 의사와 기공사가 같은 공간에서 협업한다는 의미입니다. 이것이 만들어 내는 차이는 생각보다 훨씬 큽니다.

환자분의 본을 뜨면, 기공사가 바로 옆 기공실에서 작업을 시작합니다. 작업 중 궁금한 점이 있으면 즉시 나와서 확인하고, 필요하면 환자분을 직접 보기도 합니다. 이런 즉각적인 소통이 정밀도를 높입니다.

예를 들어 보철물의 형태를 만들다가 "이 부분이 너무 튀어나오는 것 같은데, 환자분이 혀로 불편할 수 있지 않을까요?"라는 의문이 들면, 기공사가 직접 와서 환자분의 혀 위치나 움직임을 확인할 수 있습니다. 그리고 그 자리에서 형태를 조정합니다.

색상 선택도 마찬가지입니다. 기공사가 직접 환자분의 치아를 보면서, 다양한 조명 아래에서 색상을 맞출 수 있습니다. 형광등 아래에서의 색, 자연광 아래에서의 색, 심지어 환자분의 립스틱 색과의 조화까지 고려할 수 있습니다.

한 30대 여성 환자분의 앞니 임플란트를 할 때였습니다. 기공사가 보철물을 만들다가 "원래 치아에 미세한 균열 선 같은 것이 있는데, 이것까지 재현하면 더 자연스럽지 않을까요?"라고 제안했습니다.

실제로 자연 치아에는 나이가 들면서 생기는 미세한 선이나 얼룩이 있습니다. 너무 완벽하게 깨끗한 치아를 만들면 오히려 부자연스러워 보일 수 있습니다. 기공사가 환자분의 다른 치아들을 직접 관찰하고 그 특징들을 재현한 결과, 정말 자연스러운 보철물이 완성되었습니다.

이런 세심한 부분들은 사진으로 전달하기 어렵고, 직접 보고 만져 보면서 작업해야만 가능합니다.

당일 수정과 미세 조정

원내 기공실의 가장 큰 장점은 즉각적인 수정이 가능하다는 것입니다. 보철물을 환자분 입에 맞춰 보고 조정이 필요하면, 기공실로 가져가 바로 수정할 수 있습니다.

교합이 0.2mm 낮다면, 그 자리에서 정확히 그만큼만 높일 수 있습니다. 색상이 약간 어둡다면, 표면을 조금 더 밝게 처리할 수 있습니다. 형태가 불편하다면, 환자분이 기다리는 동안 조정할 수 있습니다.

이런 미세 조정은 보통 30분에서 1시간 정도면 가능합니다. 환자분은 한 번의 방문으로 완벽하게 맞는 보철물을 가지고 가실 수 있습니다. 외부 기공소를 이용했다면 본을 떠서 보내고, 수정된 보철물을 받고 하면서 며칠을 더 기다려야 했을 것입니다.

50대 후반 남성 환자분의 경우, 보철물을 처음 맞춰 보니 치아와 보철물 사이의 틈이 미세하게 넓어서 치실이 느슨하게 들어가는 경향이 있었습니다. 이런 경우 상주기공사를 불러 공간이 어느 정도 뜨는지 확인했습니다. 그리고 문제가 되는 정확한 지점을 파악하여, 0.3mm 정도만 즉석에서 옆면을 보강했습니다. 40분 후 다시 장착해 보니 완벽했습니다. "이제 치실이 들어갈 때 저항감이 적절하네요"라며 만족하셨습니다. 외주였다면 그 과정이 길기도 하고 번거로우니 '원래 임플란트 보철물은 음식물이 낀다'고 하며 약간 헐거운 상태에서 추가 수정 없이 붙였을 수도 있습니다.

만약 수정을 진행했다 하더라도 외부 기공소였다면, 문제를 설명하고, 보내고, 수정하고, 다시 받는 데 일주일은 걸렸을 것입니다. 그리고 설명을 통한 수정이라 한 번에 정확히 맞지 않아 여러 번 왔다 갔다 했을 수도 있습니다.

원내 기공실은 복잡한 케이스에서 더욱 빛을 발합니다. 여러 개의 임플란트를 동시에 하는 경우, 각각의 보철물이 서로 조화를 이루어야 합니다. 이때 하나씩 맞춰보며 실시간으로 조정할 수 있으면 훨씬 정밀한 결과를 얻을 수 있습니다.

또한 환자분의 즉각적인 피드백을 반영할 수 있습니다. "이 부분이 좀 뾰족하게 느껴져요", "씹을 때 이쪽이 먼저 닿는 것 같아요"라는 말씀을 듣고 바로 확인하고 수정할 수 있습니다.

원내 기공실 운영의 의미

원내 기공실을 운영하는 것은 쉽지 않습니다. 별도의 공간이 필요하고, 장비를 갖춰야 하며, 숙련된 기공사를 고용해야 합니다. 비용도 만만치 않습니다.

외부 기공소를 이용하는 것이 비용 면에서는 훨씬 효율적입니다. 필요할 때만 맡기고, 고정 비용이 들지 않으니까요. 그럼에도 원내 기공실을 운영하는 이유는 단 하나, 더 좋은 결과를 만들어 내기 위해서입니다.

근 10년간 환자분들을 진료하면서 느낀 것은, 결국 디테일이 만족도를 결정한다는 것입니다. 99%까지는 좋은데 마지막 1%가 아쉬우면, 그 1%가 계속 신경 쓰입니다. 원내 기공실은 바로 그 1%를 완성하는 역할을 합니다.

또한 기공사와 함께 일하면서 서로 배우고 발전할 수 있습니다. 치과의사는 기공 과정을 더 잘 이해하게 되고, 기공사는 임상적인 관점을 경험하고 축적합니다. 이런 상호 학습이 결국 환자분께 더 나은 결과로 돌아갑니다.

　물론 모든 치과가 원내 기공실을 가져야 한다는 것은 아닙니다. 신뢰할 수 있는 외부 기공소와 좋은 관계를 유지하며 훌륭한 결과를 만들어 내는 곳들도 많습니다. 중요한 것은 어떤 방식을 선택하든, 환자에게 최선의 결과를 제공하려는 노력입니다.

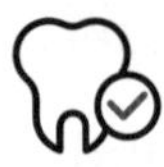

16장
정밀 보철이 만드는 10년 후

교합 조정 0.1mm의 세계

"0.1mm가 뭐가 중요해?"라고 생각하실 수 있습니다. 하지만 입 안은 매우 예민한 공간입니다. 머리카락 한 올(약 0.07mm)도 느낄 수 있을 정도입니다.

보철물의 교합이 0.1mm만 높아도 환자분은 "뭔가 걸린다", "이쪽이 먼저 닿는다"고 느낍니다. 처음에는 "익숙해지겠지"라고 생각하지만, 절대 익숙해지지 않습니다. 오히려 계속 그 부분만 신경 쓰이고, 무의식적으로 피하게 됩니다.

더 큰 문제는 장기적인 영향입니다. 0.1mm 높은 교합이 하루에 수천 번, 1년이면 수백만 번 반복적으로 힘을 받습니다. 이 미세한 차이가 누

임플란트, 아무거나 하실 건가요?

적되면 임플란트 주변 뼈에 과도한 압력이 가해지고, 서서히 손상이 시작됩니다.

반대로 0.1mm 낮으면 씹을 때 제대로 힘을 받지 못합니다. 이것도 문제입니다. 임플란트는 적절한 힘을 받아야 주변 뼈가 건강하게 유지됩니다. 너무 적은 힘은 뼈의 흡수를 촉진할 수 있습니다.

보철물을 장착할 때, 우리는 교합지라는 얇은 종이를 물고 씹게 합니다. 이때 보철물에 닿는 부분이 붉은색으로 표시됩니다. 그 표시의 크기, 위치, 진하기를 보고 교합 상태를 판단합니다.

이상적인 교합은 여러 점에서 고르게 닿는 것입니다. 한 점에만 집중적으로 닿거나, 닿는 면적이 너무 넓거나 좁아도 안 됩니다. 그리고 턱을 좌우로 움직일 때, 앞뒤로 움직일 때도 자연스럽게 미끄러지듯 움직여야 합니다.

한 40대 여성 환자분은 임플란트를 한 지 6개월 만에 "씹을 때 뭔가 이상하다"며 다시 내원하셨습니다. 다른 곳에서 받은 임플란트였는데, 겉보기엔 문제가 없어 보였습니다. 하지만 교합지로 확인해 보니 보철물의 한 점에만 과도하게 힘이 집중되고 있었습니다.

그 점을 0.2mm 정도 낮추고, 주변의 접촉 면적을 넓혀주었습니다. 환자분은 "이제야 편하게 씹을 수 있다"고 하셨습니다. 겨우 0.2mm의 차이였지만, 그것이 6개월간의 불편함을 만들었던 것입니다.

교합 조정은 단순히 높이만 맞추는 것이 아닙니다. 씹는 방향, 힘의 분산, 주변 치아와의 조화를 모두 고려해야 합니다. 마치 오케스트라의 악기들이 조화를 이루듯, 모든 치아가 함께 작동해야 합니다.

특히 임플란트는 자연 치아와 달리 치근막이라는 완충 장치가 없습니다. 자연 치아는 뼈와 치아 사이에 치주인대라고 하는 미세한 쿠션이 있어서 씹는 힘을 흡수하고 분산시킵니다. 하지만 임플란트는 뼈에 직접 붙어 있어서 힘이 바로 전달됩니다.

그래서 임플란트의 교합은 자연 치아보다 약간 낮게, 0.02~0.05mm 정도 덜 닿게 조정하는 것이 이상적입니다. 이렇게 하면 힘이 주로 자연 치아로 분산되고, 임플란트는 보조적인 역할을 하면서 과부하를 피할 수 있습니다.

하지만 이것도 케이스마다 다릅니다. 주변에 자연 치아가 많으면 이렇게 할 수 있지만, 여러 개의 임플란트가 연결되어 있거나 주변에 치아가 없다면 다르게 접근해야 합니다. 결국 환자분마다 맞춤형 조정이 필요합니다.

원내 기공실, 비용이 아닌 가치

많은 환자분들이 "원내 기공실이 있으면 비용이 더 비싸지 않나요?"라고 물으십니다. 당연한 의문입니다. 하지만 원내 기공실은 비용을 높이기 위한 것이 아니라, 가치를 높이기 위한 것입니다.

외부 기공소를 이용하면 건당 비용이 나가지만, 원내 기공실은 고정비용이 듭니다. 장비, 공간, 인건비 등이 계속 들어갑니다. 그래서 많은 케이스를 소화하지 않으면 오히려 비효율적일 수 있습니다.

하지만 우리가 원내 기공실을 운영하는 이유는 효율이 아니라 품질 때문입니다. 환자분 한 분 한 분에게 최선의 결과를 드리기 위해서입니다.

시간으로 환산하면 더 명확해집니다. 외부 기공소를 이용하면 보철물 하나를 완성하는 데 평균 1~2주가 걸립니다. 중간에 수정이 필요하면 더 오래 걸립니다. 환자분은 그동안 불편한 임시 보철물로 지내거나, 여러 번 내원해야 합니다.

원내 기공실에서는 단순한 케이스는 당일에, 복잡한 케이스도 2~3일이면 완성됩니다. 환자분의 시간을 아껴 드리는 것, 이것도 큰 가치입니다.

정확도도 다릅니다. 외부 기공소는 아무리 실력이 좋아도 환자분을 직접 보지 못합니다. 모형과 사진, 설명에 의존해서 만듭니다. 원내 기공실은 필요하면 환자분을 직접 보고, 확인하고, 즉시 조정할 수 있습니다.

60대 초반 남성 환자분의 경우, 여러 개의 임플란트에 연결된 브릿지 형태의 보철물을 만들어야 했습니다. 매우 복잡한 케이스였습니다. 외부 기공소였다면 중간에 수정하고 완성해서 붙이는 데까지 3~4주는 걸렸을 것입니다.

원내 기공실에서는 단계적으로 작업을 진행했습니다. 먼저 임시 구조물을 만들어 환자분께 맞춰보고, 교합과 형태를 확인했습니다. 불편한 부분을 즉시 수정하고, 그것을 바탕으로 최종 보철물을 제작했습니다. 1주일 만에 완성되었고, 한 번의 조정만으로 완벽하게 맞았습니다.

환자분은 "다른 곳에서는 한 달 넘게 걸리고 여러 번 조정해야 한다고 들었는데, 이렇게 빨리 끝날 줄 몰랐다"며 놀라워하셨습니다.

임플란트, 아무거나 하실 건가요?

원내 기공실의 또 다른 장점은 사후 관리입니다. 보철물은 영구적인 것이 아닙니다. 시간이 지나면서 약간의 조정이 필요할 수 있고, 만약 파손되면 수리가 필요합니다.

외부 기공소를 이용한 보철물은 수리나 조정이 필요할 때마다 다시 기공소로 보내야 합니다. 하지만 원내에서 만든 보철물은 우리가 모든 과정을 알고 있기 때문에 즉시 대응할 수 있습니다.

물론 원내 기공실이 만능은 아닙니다. 매우 특수한 재료나 기법이 필요한 경우는 전문 외부 기공소의 도움을 받기도 합니다. 중요한 것은 환자분에게 최선의 결과를 드리기 위해 어떤 방법이든 선택할 수 있는 유연성입니다.

10년 후를 위한 투자

보철물을 만들 때 우리가 가장 중요하게 생각하는 것은 "10년 후에도 문제없이 사용할 수 있는가"입니다. 당장 보기 좋고, 씹기 편한 것은 기본입니다. 더 중요한 것은 장기적인 안정성입니다.

교합을 정밀하게 맞추는 것, 형태를 해부학적으로 정확하게 만드는 것, 청소가 용이하도록 설계하는 것, 이 모든 것이 10년 후를 위한 준비입니다.

근 10년간의 경험을 돌이켜 보면, 초기에 조금 더 시간을 들여 정밀하게 만든 보철물들이 시간이 지나도 문제가 적었습니다. 반대로 빨리 끝내려고 서두르거나, "이 정도면 괜찮겠지"라고 타협한 경우들은 몇 년 후 문제가 생기곤 했습니다.

한 환자분은 3년 전 우리 병원에서 임플란트를 하셨는데, 정기 검진을 위해 내원하셨습니다. CT와 교합 검사를 해 보니 처음과 거의 변화가 없었습니다. 뼈도 잘 유지되고 있었고, 보철물도 마모가 거의 없었습니다.

환자분께 "어떻게 관리하셨냐"고 여쭤 보니, 특별한 것은 없고 그냥 매일 양치만 잘했다고 하셨습니다. 사실 성공의 비결은 관리도 중요하지만, 처음부터 정밀하게 만들어진 보철물이었기 때문입니다.

정밀한 보철물은 청소가 쉽습니다. 음식물이 끼지 않고, 치실이 자연스럽게 들어가며, 칫솔이 닿기 어려운 부분이 없습니다. 관리가 쉬우니 염증이 생길 가능성이 줄어들고, 결과적으로 오래 사용할 수 있습니다.

또한 정밀한 교합은 임플란트에 가해지는 힘을 최적화합니다. 과도한 힘이 집중되지 않으니 뼈가 손상되지 않고, 나사가 풀리거나 보철물이 깨지는 일도 적습니다.

반대로 부정확한 보철물은 시간이 지나면서 문제를 만듭니다. 처음에는 큰 불편이 없어도, 3년, 5년이 지나면서 서서히 증상이 나타납니다. 잇몸이 붓거나, 임플란트가 흔들리거나, 주변 뼈가 녹거나, 보철물이 깨지는 등의 문제가 생깁니다.

그리고 이런 문제들은 초기에는 증상이 없다가 갑자기 나타나기도 합니다. "몇 년간 잘 쓰다가 갑자기 이상해졌다"고 하시는데, 사실은 서서히 진행되던 문제가 임계점을 넘어 증상으로 나타난 것입니다.

예방이 치료보다 백 배 쉽습니다. 처음부터 정밀하게 만들면 이런 문제들을 대부분 예방할 수 있습니다. 그래서 우리는 보철물 제작 단계에서 타협하지 않습니다.

0.1mm가 중요하냐고요? 네, 매우 중요합니다. 그 0.1mm가 10년 후의 성공과 실패를 가를 수 있습니다. 당장 눈에 보이지 않는 차이지만, 시간이 증명해 줄 것입니다.

환자분들께는 보철물을 받으실 때 꼭 확인해 보시라고 말씀드립니다. 씹을 때 불편한 곳은 없는지, 혀로 만졌을 때 걸리는 부분은 없는지, 치실이 자연스럽게 들어가는지, 거울로 봤을 때 자연스러운지 말입니다.

조금이라도 이상하면 바로 말씀하시라고 합니다. "익숙해지겠지"라고 넘기지 마시라고 합니다. 불편한 부분은 반드시 이유가 있고, 그것은 고쳐져야 합니다. 완벽할 때까지 조정하는 것이 우리의 책임입니다.

보철의 완성이 임플란트의 완성

임플란트 수술이 끝났을 때, 우리는 절반만 완성한 것입니다. 나머지 절반은 보철물이 완성합니다. 아무리 임플란트를 완벽하게 심어도, 보철물이 부실하면 실패입니다.

반대로 임플란트가 조금 부족하더라도, 보철물을 잘 만들면 그 부족함을 상당 부분 보완할 수 있습니다. 물론 둘 다 완벽한 것이 최선이지만, 보철의 중요성을 절대 간과해서는 안 됩니다.

근 10년간 많은 환자분들을 진료하면서, 실패한 임플란트의 상당수가 사실은 보철 문제였다는 것을 알게 되었습니다. 임플란트 자체는 멀쩡한데, 보철물의 교합이 잘못되거나 형태가 부적절해서 문제가 생긴 경우들이었습니다.

그래서 우리는 보철 단계를 절대 소홀히 하지 않습니다. 충분한 시간을 들이고, 여러 번 확인하고, 환자분이 완전히 만족하실 때까지 조정합니다. 비용이나 시간보다 결과가 우선입니다.

원내 기공실은 이런 철학을 실현하는 도구입니다. 더 빠르게, 더 정밀하게, 더 환자분의 요구에 맞춰 보철물을 만들 수 있게 해 줍니다. 초기 투자 비용이 크고, 운영이 쉽지 않지만, 환자분께 드릴 수 있는 가치를 생각하면 충분히 의미 있는 선택입니다.

임플란트를 고려하시는 분들께 드리고 싶은 말씀이 있습니다. 수술이 중요한 것은 맞지만, 보철도 똑같이 중요합니다. 임플란트를 선택하실 때 "어떤 보철물을 만드는가", "누가 만드는가", "어떤 과정으로 만드는가"도 꼭 확인해 보시기 바랍니다.

저렴한 것이 항상 나쁜 것은 아니지만, 보철에서 타협하면 결국 그 대가를 치르게 됩니다. 10년 후에도 만족하며 사용하고 싶으시다면, 보철의 품질에 투자하시는 것을 권해 드립니다.

임플란트는 수술로 시작되지만 보철로 완성됩니다. 둘 중 하나라도 부족하면 온전한 성공이 아닙니다. 수술과 보철, 두 바퀴가 모두 완벽하게 굴러가야 임플란트라는 자전거가 제대로 달릴 수 있습니다.

PART 4를 마치며

이번 장에서는 보철물의 중요성과 원내 기공실의 가치에 대해 말씀 드렸습니다. 임플란트는 수술만큼이나 보철이 중요하며, 정밀한 보철물이 10년 후의 성공을 보장한다는 것을 기억해 주시기 바랍니다.

다음 장에서는 임플란트 수술 후 관리와 주의 사항, 그리고 오래 사용하기 위한 방법들에 대해 자세히 알아보겠습니다.

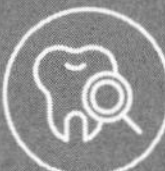

PART 5

저가 임플란트의 문제

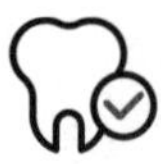

17장
가격 경쟁의 진실

왜 그렇게 쌀 수 있을까

"임플란트 1개에 30만 원", "이벤트 기간, 파격가로 드립니다", "오늘 상담하시면 50% 할인"

요즘 길을 걷다 보면 이런 현수막을 쉽게 볼 수 있습니다. 지하철역 앞, 버스 정류장, 심지어 아파트 단지 입구에도 붙어 있습니다. 임플란트 가격이 치과마다 천차만별인 이유가 뭘까요? 같은 치료인데 어떤 곳은 50만 원, 어떤 곳은 150만 원이라니, 환자 입장에서는 당연히 혼란스러울 수밖에 없습니다.

저도 처음 치과를 개원했을 때 이 문제로 고민했습니다. 주변 치과들이 파격적인 가격으로 광고하는 걸 보면서 "나도 가격을 낮춰야 하나?"

임플란트, 아무거나 하실 건가요?

하는 생각이 들었습니다. 하지만 근 10년간 임플란트 치료를 하면서 깨달은 것이 있습니다. 가격에는 다 이유가 있다는 것입니다.

가격이 싸다는 건 분명 매력적입니다. 누구나 같은 치료를 더 싼 가격에 받고 싶어 합니다. 저도 마찬가지입니다. 하지만 임플란트는 단순한 소비재가 아닙니다. 우리 몸속에 들어가서 평생을 함께할 동반자입니다. 스마트폰이나 옷을 사는 것과는 차원이 다릅니다.

그렇다면 이렇게 큰 가격 차이는 어디서 오는 걸까요? 하나씩 살펴보겠습니다.

첫 번째, 사용하는 재료의 차이입니다

임플란트 본체, 즉 턱뼈에 심는 나사는 브랜드마다 가격이 다릅니다. 적게는 몇만 원부터 많게는 수십만 원까지 차이가 납니다. 겉보기에는 다 비슷한 티타늄 나사인데 왜 이렇게 차이가 날까요?

수십 년간 임상 데이터가 쌓인 제품과 최근에 나온 제품의 가격은 당연히 다를 수밖에 없습니다. 장기간의 연구개발 비용, 품질 관리 시스템, 전 세계적인 사후 관리 체계, 지속적인 개선 작업. 이 모든 것이 가격에 반영됩니다.

자동차를 생각해 보세요. 20년 넘게 팔린 모델과 올해 처음 나온 신생 브랜드의 차는 가격이 다릅니다. 검증된 모델은 어떤 부품이 언제쯤 고장 나는지, 어떤 환경에서 문제가 생기는지 데이터가 쌓여 있습니다. 하지만 신생 브랜드는 그런 데이터가 없습니다.

임플란트도 마찬가지입니다. 20년 이상의 임상 데이터가 있는 제품은 "이 제품으로 수술받은 환자 1만 명 중 95%가 20년 후에도 잘 쓰고 있습니다"라고 말할 수 있습니다. 하지만 최근에 나온 제품은 그런 데이터가 없습니다. "우리 제품도 좋을 겁니다"라고만 말할 수 있죠.

저가 치과는 당연히 검증 기간이 짧은 저가 제품을 사용합니다. 그래야 원가를 낮출 수 있으니까요.

두 번째, 수술 과정의 차이입니다

정밀한 진단을 위해 3차원 CT를 찍고, 컴퓨터로 시뮬레이션을 하고, 맞춤형 수술 가이드를 제작하는 데는 시간과 비용이 듭니다.

3차원 CT 한 번 촬영하는 데도 장비 구입비, 유지비, 판독 시간이 들어갑니다. 디지털 시뮬레이션 소프트웨어는 연간 수백만 원의 라이선스 비용이 듭니다. 수술 가이드를 만들려면 별도의 3D 프린터와 재료

 임플란트, 아무거나 하실 건가요?

비가 필요합니다.

반대로 간단한 2차원 엑스레이만 찍고 경험에만 의존해서 수술하면 이런 비용이 들지 않습니다. "제가 오래 했으니까 눈으로 봐도 압니다"라고 말하면 됩니다.

또한 한 환자에게 충분한 시간을 할애하느냐, 빨리빨리 진행하느냐에 따라 하루에 볼 수 있는 환자 수가 달라집니다. 한 명에게 2시간을 쓰는 것과 30분을 쓰는 것은 수익 구조가 완전히 다릅니다.

저가 치과는 많은 환자를 빠르게 처리해야 수익이 나는 구조입니다. 그러다 보면 환자와의 깊이 있는 상담, 정밀한 계획 수립, 섬세한 수술 과정이 생략될 수밖에 없습니다.

세 번째, 보철물의 차이입니다

임플란트 위에 씌우는 인공 치아, 즉 보철물을 어디서 어떻게 만드느냐도 가격에 큰 영향을 미칩니다.

원내에서 직접 제작하려면 기공실을 갖춰야 합니다. 기공 장비 구입에 수천만 원, 숙련된 기공사 고용에 매달 수백만 원이 듭니다. 하지만 환자의 교합 상태를 실시간으로 확인하면서 0.1mm 단위로 조정할 수 있습니다.

반면 외부 기공소에 일괄 외주를 주면 단가를 크게 낮출 수 있습니다. 대량 제작하면 개당 단가가 떨어지니까요. 하지만 의사와 기공사 사이의 소통이 단절되고, 환자의 미세한 교합 상태를 반영하기 어렵습니다.

더 싼 곳은 심지어 해외 기공소에 맡기기도 합니다. 중국이나 동남아 기공소에서 만들어 배송받으면 원가를 더 낮출 수 있습니다. 하지만 품질 관리가 어렵고, 문제가 생겨도 즉각 대응하기 힘듭니다.

네 번째, 사후 관리 시스템의 차이입니다

수술 후 정기적인 검진, 문제 발생 시 즉각적인 대응, 장기 보증. 이런 것들은 모두 비용이 듭니다. 제대로 된 사후 관리 시스템을 운영하려면 환자 데이터를 체계적으로 관리해야 하고, 정기 검진 때마다 시간을 할애해야 하고, 문제가 생기면 빠르게 해결해 줘야 합니다. 이 모든 것이 비용입니다.

저가 치과는 수술만 하고 나면 사후 관리에 소홀할 가능성이 높습니다. "문제 생기면 다시 오세요"라고는 하지만, 막상 문제가 생겨서 가면

임플란트, 아무거나 하실 건가요?

"이건 보증 범위가 아닙니다" 또는 "추가 비용이 발생합니다"라는 말을 듣는 경우가 많습니다.

다섯 번째, 멸균과 감염 관리의 차이입니다

이 부분은 환자 눈에 잘 안 보이지만 매우 중요합니다. 수술 기구를 제대로 멸균하려면 고압증기멸균기, 초음파 세척기, 일회용 기구 등에 상당한 비용이 듭니다. 매번 수술할 때마다 새 드릴을 쓴다면 그것도 비용입니다.

하지만 이런 과정을 대충 하면 원가를 낮출 수 있습니다. 드릴을 여러 번 재사용하고, 멸균을 간소화하고, 일회용품 대신 재사용 가능한 기구를 쓰면 비용이 절감됩니다.

물론 이렇게 하면 감염 위험이 높아집니다. 하지만 감염은 당장 눈에 보이지 않습니다. 수술 후 며칠, 몇 주가 지나서 문제가 생기니까 환자는 멸균 문제인지 알기 어렵습니다.

여섯 번째, 의료진의 숙련도입니다

임플란트 수술은 경험과 숙련도가 매우 중요합니다. 똑같은 장비와 재료를 써도 누가 하느냐에 따라 결과가 완전히 다릅니다.

숙련된 의료진을 확보하고 유지하는 데는 비용이 듭니다. 또한 숙련된 의사일수록 한 명 한 명에게 더 신중하고 섬세하게 접근하기 때문에 하루에 많은 환자를 볼 수 없습니다.

반면 경험이 부족한 의사는 상대적으로 인건비가 낮고, 빠르게 진행하므로 더 많은 환자를 볼 수 있습니다. 저가 치과는 이런 구조로 운영되는 경우가 많습니다.

저가의 이면: 무엇을 포기했는가

저가 임플란트가 싸게 제공될 수 있는 이유를 조금 더 구체적으로, 그리고 솔직하게 살펴보겠습니다.

검증 기간을 포기합니다

임플란트 제품이 안정적이라는 것을 증명하려면 시간이 필요합니다. 최소 10년, 이상적으로는 20년 이상의 임상 데이터가 쌓여야 "이 제품은 믿을 만하다"고 말할 수 있습니다.

임플란트, 아무거나 하실 건가요?

하지만 새로 나온 저가 제품들은 이런 검증 기간이 부족합니다. 5년 정도의 단기 데이터만 있는 경우도 많습니다. "우리 제품도 좋습니다", "선진국에서도 인정받았습니다"라고 말할 수는 있지만, 10년 후, 20년 후의 결과는 아무도 장담할 수 없습니다.

근 10년간 진료하면서 이런 케이스를 여러 번 봤습니다. 처음 5년은 괜찮았는데 7-8년 차부터 문제가 생기기 시작하는 경우입니다. 임플란트 주변 뼈가 서서히 녹거나, 나사가 헐거워지거나, 잇몸에 염증이 반복되는 식입니다.

환자분들은 "5년 동안 잘 썼는데 갑자기 왜 이러죠?"라고 물으십니다. 갑자기 생긴 문제가 아닙니다. 처음부터 잠재되어 있던 문제가 시간이 지나면서 드러난 것입니다.

마치 새로 출시된 자동차를 생각해 보세요. 설계상으로는 완벽해 보이고, 처음 몇 년은 아무 문제없이 잘 굴러갑니다. 하지만 5년, 10년을 타 봐야 그 차의 진짜 내구성을 알 수 있습니다. 어떤 부품이 먼저 망가지는지, 어떤 부분에서 소음이 나는지, 이런 것들은 시간이 지나야 알 수 있습니다.

임플란트도 정확히 같습니다. 검증되지 않은 제품으로 수술받는 것은 본인이 실험 대상이 되는 것과 같습니다.

정밀 진단 과정을 줄입니다

3차원 CT 촬영, 디지털 시뮬레이션, 맞춤형 수술 가이드 제작. 이런 과정들은 모두 시간과 비용이 듭니다. 저가 치과에서는 이런 과정을 생략하거나 최소화합니다.

실제로 어떤 치과에서는 단순 엑스레이 한 장만 찍고 수술 날짜를 잡습니다. "CT까지는 필요 없어요. 제가 경험이 많아서 엑스레이만 봐도 압니다."

경험이 많은 것과 정밀한 진단을 하는 것은 다른 문제입니다. 아무리 경험이 많아도 뼈의 밀도, 신경의 정확한 위치, 혈관의 주행 경로, 뼈의 3차원적 구조는 CT 없이 알 수 없습니다.

한 환자분이 이런 말씀을 하셨습니다. "다른 치과에서는 엑스레이만 찍고 바로 수술 날짜를 잡던데, 여기는 왜 이렇게 검사를 많이 하나요? 비용만 올리려는 거 아니에요?"

그분께 이렇게 설명드렸습니다. "수술하기 전에 지도를 정확히 그려야 합니다. 대충 가다가 신경을 건드리거나 혈관을 다치면 그때는 이미 늦습니다. 수술 전에 5분 더 걸리는 것과 수술 중에 문제가 생기는 것, 어느 쪽이 나을까요?"

정밀 진단을 생략하는 것은 지도 없이 낯선 길을 가는 것과 같습니다. 운이 좋으면 목적지에 도착할 수 있지만, 운이 나쁘면 길을 잃거나 사고가 납니다.

수술 원칙보다 속도를 우선합니다

하루에 많은 환자를 봐야 수익이 나는 구조에서는, 한 명 한 명에게 충분한 시간을 할애하기 어렵습니다. 실제로 가격을 내세우는 어떤 치과에서 의사 한 명이 하루에 임플란트를 200개를 심습니다. 8시간 동안 200개면 한 시간에 25개를 심어야 한다는 건데 과연 모든 과정을 정확하게 짚었을는지요.

임플란트 수술에서 중요한 것은 시간이 아니라 정확도입니다. 빠르게 하는 것이 중요한 게 아니라, 정확한 각도, 적절한 깊이, 충분한 초기 고정력을 확보하는 것이 중요합니다.

정확한 각도 맞추기, 적절한 깊이 조절하기, 충분한 초기 고정력 확보하기. 이런 세밀한 과정들은 시간이 걸립니다. 환자의 뼈 상태를 실시간으로 확인하면서, 조금씩 조정하면서 진행해야 합니다.

그런데 시간을 줄이면 어떻게 될까요? 각도가 1도만 틀어져도 씹는 힘이 한쪽으로 쏠립니다. 깊이가 1mm만 잘못돼도 잇몸이 내려가거나 염증이 생길 수 있습니다. 초기 고정이 약하면 골유착이 제대로 안 됩니다.

하지만 이런 문제들은 당장은 보이지 않습니다. 수술 직후에는 환자도 의사도 "잘됐다"고 생각합니다. 문제는 5년, 10년 후에 나타납니다.

어떤 환자분은 "다른 치과는 30분 만에 끝났는데 여기는 왜 이렇게 오래 걸리나요?"라고 물으십니다. 저는 이렇게 답합니다. "빨리 끝내는 게 중요한 게 아니라 정확하게 하는 게 중요합니다. 30분 빨리 끝내려다 나중에 10년을 고생하시겠습니까?"

수술 시간이 길고 짧은 것은 중요하지 않습니다. 술자의 숙련도와 환자와의 깊이 있는 상담, 그리고 정확한 수술이 중요합니다.

보철물의 정밀도를 타협합니다

외부 기공소에 대량으로 보철물 제작을 맡기면 단가를 낮출 수 있습

임플란트, 아무거나 하실 건가요?

니다. 100개를 한꺼번에 만들면 개당 단가가 떨어지니까요.

하지만 의사와 기공사 사이의 소통이 단절됩니다. 의사는 석고 모형과 간단한 메모만 기공소에 보냅니다. 기공사는 환자를 본 적이 없고, 환자의 씹는 습관, 교합 상태, 얼굴 형태를 모릅니다. 그냥 석고 모형을 보고 기계적으로 만들 뿐입니다.

일주일 후 보철물이 배달됩니다. 의사는 환자 입에 껴봅니다. 조금 안 맞으면 그 자리에서 갈아 냅니다. 하지만 근본적인 구조는 바꿀 수 없습니다. "조금 불편하시겠지만 적응하시면 괜찮아질 겁니다."

환자는 "그런가 보다" 하고 집에 갑니다. 하지만 계속 불편합니다. 씹을 때마다 한쪽이 먼저 닿는 느낌, 발음할 때 혀가 걸리는 느낌. 이런 것들이 몇 년을 가면서 스트레스가 됩니다.

0.1mm의 차이가 뭐 그리 중요하냐고 생각할 수 있습니다. 하지만 우리 입은 0.01mm의 차이도 느낄 수 있을 만큼 예민합니다. 밥 먹다가 머리카락 한 올만 씹혀도 바로 느껴지는 것처럼 말이죠.

원내에서 직접 보철물을 만들면 이런 문제를 해결할 수 있습니다. 의사와 기공사가 환자 옆에서 실시간으로 소통합니다. "여기를 조금 더 올려 주세요", "이 부분 각도를 살짝 바꿔 주세요". 환자가 직접 씹어 보면서 조정합니다.

하지만 이렇게 하려면 원내 기공실이 있어야 하고, 기공사를 고용해야 하고, 시간도 더 걸립니다. 당연히 비용이 올라갑니다. 저가 치과는 이런 과정에서 소홀할 가능성이 있습니다.

사후 관리를 축소합니다

저가로 제공하다 보니 수술 후 정기 검진, 문제 발생 시 대응, 장기 보증 등에 충분한 자원을 배분하기 어렵습니다. 수술하고 나면 "3개월 후에 한 번 오세요"라고 합니다. 3개월 후에 가면 엑스레이 한 장 찍고 "잘되고 있어요"라고 합니다. 5분도 안 걸립니다.

하지만 제대로 된 정기 검진은 그렇지 않습니다. 임플란트 주변 잇몸 상태, 뼈 상태, 보철물의 마모 정도, 교합 변화, 청소 상태 등을 꼼꼼히 체크해야 합니다. 필요하면 전문적인 클리닝도 해야 합니다.

더 큰 문제는 문제가 생겼을 때입니다. 임플란트 주변에 염증이 생기거나, 보철물이 헐거워지거나, 교합이 이상해지면 즉각 대응해야 합니다.

하지만 저가 치과에서는 "이건 보증 범위가 아닙니다" 또는 "추가 치료비가 발생합니다"라는 말을 듣는 경우가 많습니다. 환자는 황당합니다. "저가로 해 주신다고 해서 왔는데, 결국 추가 비용이 계속 나가네요."

결국 싼 데는 다 이유가 있습니다

저가 임플란트는 다음 중 하나 이상을 포기한 결과입니다. 어딘가는 포기해야 그 가격이 나올 수 있습니다. 마법은 없습니다.

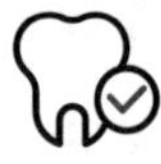

18장
저가 임플란트의 3가지 문제

저가 임플란트를 선택했을 때 실제로 어떤 문제가 생기는지, 세 가지 핵심 문제를 구체적으로 살펴보겠습니다.

문제 1: 검증되지 않은 브랜드

첫 번째 문제는 검증되지 않은 제품을 사용한다는 것입니다. 임플란트는 겉보기에 다 비슷합니다. 환자 입장에서는 임플란트가 다 똑같아 보입니다. 티타늄으로 만든 나사 모양이니까요. "어차피 다 똑같은 거 아니에요? 왜 가격이 이렇게 차이 나죠?" 하지만 그 안에는 수십 년의 연구와 기술이 담겨 있습니다.

나사산 디자인의 비밀

검증된 브랜드들은 수십 년간의 연구를 통해 최적의 나사산 디자인을 찾아냈습니다. 씹는 힘이 가해질 때 뼈에 가해지는 부담을 최소화하고 골고루 분산시키는 설계입니다.

나사산의 피치(간격), 깊이, 각도가 조금만 달라져도 뼈에 가해지는 응력 분포가 완전히 달라집니다. 응력이 한곳에 집중되면 그 부분의 뼈가 녹기 시작합니다. 반대로 골고루 분산되면 뼈가 건강하게 유지됩니다.

이건 컴퓨터 시뮬레이션과 실제 임상 데이터를 수십 년간 축적해서 찾아낸 결과입니다. 겉으로 보기엔 비슷해 보여도, 실제로 씹는 힘을 받았을 때의 뼈 반응은 완전히 다릅니다.

검증되지 않은 제품들은 이런 연구 과정이 부족합니다. "우리도 비슷하게 만들었습니다"라고 말할 수는 있지만, 실제 임상에서 20년을 써 본 데이터는 없습니다.

표면 처리 기술의 차이

임플란트가 뼈와 단단히 붙는 것을 '골유착'이라고 합니다. 이 골유착이 얼마나 빠르고 강하게 일어나느냐는 임플란트 표면 처리 기술에 달려 있습니다.

검증된 브랜드들은 표면을 특수하게 처리해서 뼈 세포가 잘 달라붙도록 만듭니다. 마치 거친 벽면에 페인트가 더 잘 붙는 것처럼, 적절하게 처리된 표면에 뼈가 더 잘 붙습니다.

하지만 단순히 거칠기만 한다고 되는 게 아닙니다. 거칠기의 정도, 표면의 화학적 성질, 친수성과 소수성의 균형 등이 모두 중요합니다.

예를 들어, 어떤 표면 처리 기술은 초기 골유착은 빠르지만 장기적으로 염증을 유발합니다. 어떤 기술은 안정적이지만 골유착이 느립니다. 최적의 조합을 찾는 데 수십 년이 걸렸습니다.

이런 표면 처리 기술은 특허로 보호받는 고도의 기술입니다. 검증되지 않은 저가 제품들은 이런 기술이 부족하거나, 있어도 장기 안정성이 검증되지 않았습니다.

장기 데이터의 중요성

가장 큰 문제는 장기 데이터가 없다는 것입니다. 예를 들어, 어떤 제품이 5년 생존율 95%라고 광고한다고 해 봅시다. 듣기에는 좋습니다. 하지만 질문을 바꿔 보겠습니다. "15년 생존율은 어떻게 되나요?" "그 건… 아직 데이터가 없습니다." 왜일까요? 그 제품이 나온 지 15년이 안 됐기 때문입니다.

반면 검증된 브랜드들은 20년, 30년 데이터를 가지고 있습니다. "우리 제품으로 수술받은 환자들의 95%가 20년 후에도 잘 쓰고 있습니다"라 고 데이터로 증명할 수 있습니다.

근 10년간 다른 치과에서 실패한 임플란트를 재수술하는 케이스를 많이 봤습니다. 그중에서 패턴이 보입니다. 처음 5-7년은 괜찮았던 임 플란트가 10년 전후로 문제가 생기기 시작합니다.

환자분들은 "처음엔 괜찮았는데 갑자기 이상해졌어요"라고 말씀하십 니다. 갑자기 생긴 게 아닙니다. 처음부터 잠재되어 있던 문제가 시간 이 지나면서 드러난 것입니다.

검증되지 않은 제품으로 수술받는 것은 본인이 실험 대상이 되는 것 과 같습니다. 10년 후, 20년 후의 결과를 아무도 장담할 수 없습니다.

재료의 순도 문제

또 하나 중요한 게 티타늄의 순도입니다. 임플란트는 티타늄으로 만듭니다. 하지만 모든 티타늄이 같은 품질은 아닙니다. 의료용 티타늄에도 등급이 있고, 순도에 따라 생체 적합성이 다릅니다. 검증된 브랜드는 의료용 최고 등급 티타늄을 사용하고, 제조 과정에서 불순물이 섞이지 않도록 철저하게 관리합니다.

하지만 저가 제품은 어떨까요? 원가를 낮추기 위해 낮은 등급의 티타늄을 쓰거나, 제조 과정의 품질 관리를 소홀히 할 수 있습니다.

당장은 차이가 안 보입니다. 하지만 몸속에 들어가서 10년, 20년을 지내는 동안 순도가 낮은 티타늄은 알레르기 반응이나 염증을 일으킬 가능성이 높습니다.

부품 호환성의 문제

임플란트는 본체(픽스처)와 연결 부품(어버트먼트), 나사 등 여러 부품으로 구성됩니다. 이 부품들의 정밀도가 매우 중요합니다.

검증된 브랜드는 부품 간 정밀도가 마이크로미터 단위로 관리됩니

     임플란트, 아무거나 하실 건가요?

다. 부품들이 정확히 맞물려야 틈이 생기지 않고, 틈이 없어야 세균이 침투하지 못합니다. 또한 전 세계 어디서든 부품을 구할 수 있습니다. 10년 후에 보철물을 교체해야 할 때, 호환되는 부품을 쉽게 구할 수 있습니다.

하지만 검증되지 않은 저가 브랜드는 어떨까요? 부품의 정밀도가 떨어질 수 있고, 몇 년 후 그 회사가 문을 닫으면 호환 부품을 구할 수 없습니다.

실제로 이런 케이스가 있었습니다. 7년 전에 어떤 브랜드로 임플란트를 했는데, 보철물을 교체하려고 하니 그 회사가 이미 사라진 경우입니다. 호환되는 부품을 구할 수 없어서 임플란트 전체를 다시 해야 했습니다.

문제 2: 원칙을 지키지 않는 수술

두 번째 문제는 수술 원칙을 지키지 않는다는 것입니다. 저가로 제공하려면 시간과 비용을 줄여야 합니다. 그러다 보면 필수적인 수술 원칙들이 무시되는 경우가 많습니다.

부족한 진단의 대가

근 10년간 임플란트 상담을 하면서 다른 치과에서 실패한 케이스를 많이 봤습니다. 그중 상당수는 처음 진단부터 잘못된 경우였습니다.

한 환자분의 사례를 들어 보겠습니다. 50대 남성 환자분이었습니다. 다른 치과에서 임플란트를 했는데 3년 만에 실패했다며 오셨습니다.

CT를 찍어 보니 임플란트가 신경관에 너무 가까이 있었습니다. 아슬아슬하게 닿지는 않았지만, 안전거리를 확보하지 못한 상태였습니다. 씹을 때마다 임플란트가 미세하게 움직이면서 신경을 자극했고, 그 결과 만성 통증과 염증이 생긴 것입니다.

"처음 치과에서는 어떤 검사를 받으셨어요?" "엑스레이 한 장 찍었어요. 그리고 바로 수술 날짜 잡았어요."

단순 엑스레이만으로는 신경관의 3차원적 위치를 정확히 파악할 수 없습니다. 2차원 영상이니까 앞뒤로 얼마나 떨어져 있는지 알 수 없습니다. 3차원 CT가 필수인 이유입니다. 뼈의 폭, 높이, 밀도, 신경과 혈관의 정확한 위치까지 모두 확인할 수 있습니다.

하지만 저가 치과에서는 이런 정밀 진단을 생략하는 경우가 많습니다. CT 촬영 비용을 아끼고, 판독 시간을 절약하기 위해서입니다.

잘못된 식립 위치와 각도의 파장

임플란트를 심는 위치와 각도는 1mm, 1도 단위로 정밀해야 합니다. 왜일까요? 씹는 힘의 방향 때문입니다.

음식을 씹을 때 치아에는 수직 방향뿐만 아니라 옆으로 미는 힘, 비트는 힘도 가해집니다. 임플란트가 이런 복잡한 힘을 제대로 받아 내려면 정확한 각도로 심어져야 합니다.

각도가 틀어지면 어떻게 될까요?

씹는 힘이 한쪽으로 쏠려서 뼈에 과도한 부담이 갑니다. 당장은 문제없어 보여도, 하루에 수백 번, 일 년에 수만 번 씹으면서 그 부담이 누적됩니다.

시간이 지나면서 힘이 집중되는 부분의 뼈가 조금씩 녹습니다. 이것을 '골흡수'라고 합니다. 뼈가 녹으면 임플란트를 지탱하는 힘이 약해지고, 결국 임플란트가 흔들리기 시작합니다.

더 심각한 경우도 있습니다. 각도가 심하게 틀어져서 옆 치아를 침범하거나, 상악동(코 옆 공간)을 뚫고 들어가 문제를 일으킨 경우입니다. 이렇게 되면 만성 염증, 축농증 등의 합병증이 생길 수 있습니다.

시간에 쫓기는 저가 수술에서는 이런 정밀한 조정이 어렵습니다. "대충 이 정도면 되겠지" 하고 진행하는 경우가 많습니다.

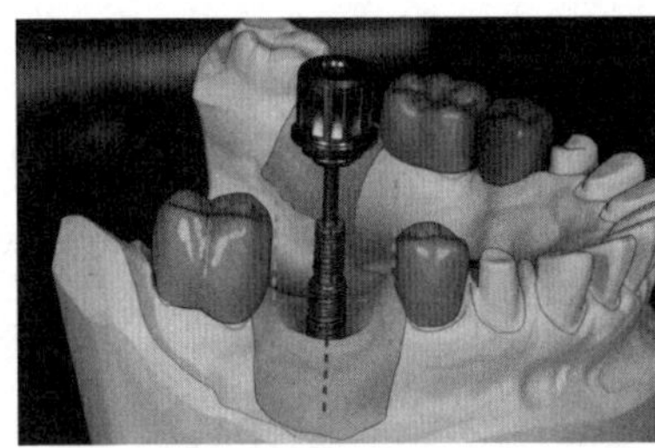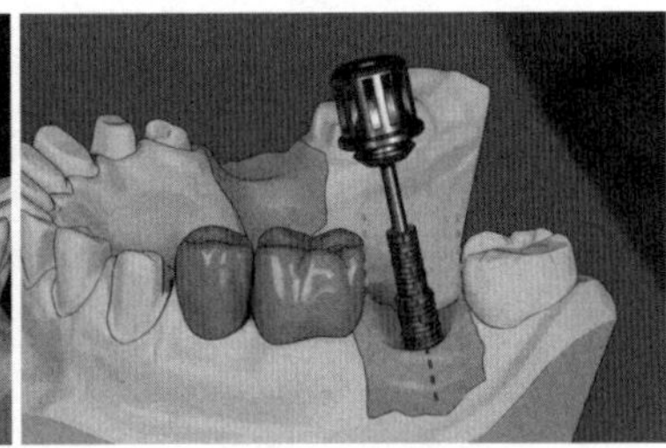

<그림 : 왼쪽 그림처럼 주변 치아와 조화를 이루는 각도로 식립된 임플란트의 수명이 오른쪽 그림처럼 기울어져서 들어간 임플란트의 수명보다 길어집니다.>

불충분한 초기 고정의 위험

임플란트를 심을 때 뼈에 단단히 고정되어야 합니다. 이것을 '초기 고정력'이라고 합니다. 이 초기 고정이 부족하면 골유착이 제대로 안 됩니다. 초기 고정력을 높이려면 여러 가지를 정밀하게 조절해야 합니다.

첫째, 드릴링 속도입니다. 너무 빠르게 드릴링하면 마찰열로 뼈가 손

임플란트, 아무거나 하실 건가요?

상됩니다. 뼈 온도가 47도를 넘으면 뼈 세포가 죽기 시작합니다. 죽은 뼈는 골유착이 안 됩니다. 적절한 속도로 천천히, 냉각수를 충분히 뿌리면서 드릴링해야 합니다. 하지만 이렇게 하면 시간이 걸립니다.

둘째, 드릴 크기입니다. 임플란트보다 살짝 작게 뚫어야 초기 고정이 좋습니다. 하지만 너무 작게 뚫으면 임플란트를 넣을 때 뼈에 무리한 힘이 가해져서 미세한 골절이 생깁니다. 환자마다 뼈의 밀도가 다릅니다. 단단한 뼈는 작게 뚫어야 하고, 무른 뼈는 적절한 크기로 뚫어야 합니다. 이 판단은 경험과 촉감으로 해야 합니다.

셋째, 회전 토크입니다. 임플란트를 넣을 때 얼마나 힘을 주느냐도 중요합니다. 너무 약하면 고정이 안 되고, 너무 세게 넣으면 뼈가 깨집니다.

이런 섬세한 조절은 시간과 집중력이 필요합니다. 빨리빨리 진행해야 하는 환경에서는 이런 디테일을 챙기기 어렵습니다.

치명적인 볼쪽 바깥면 뼈 두께 부족

임플란트를 심고 나서 바깥쪽 뼈(입술쪽 잇몸뼈)가 얼마나 남아 있느냐가 매우 중요합니다. 이 바깥쪽 뼈는 씹는 힘을 받쳐 주는 지지대 역

할을 합니다. 이 뼈가 최소 2mm 이상은 남아 있어야 합니다. 왜 2mm
일까요?

뼈는 혈액 공급을 받아야 살아 있습니다. 너무 얇으면 혈액 공급이 부
족해서 뼈가 조금씩 녹습니다. 2mm는 혈액 공급이 유지될 수 있는 최
소 두께입니다. 만약 이 뼈가 1mm밖에 안 남으면 어떻게 될까요?

수술 직후에는 괜찮아 보입니다. 하지만 시간이 지나면서 뼈가 흡수
됩니다. 뼈가 녹으면 그 위의 잇몸도 따라서 내려갑니다. 결국 임플란
트 나사가 드러나기 시작합니다.

나사가 드러나면 그 부분에 음식물이 끼고, 세균이 번식하고, 염증이
생깁니다. 이것을 '임플란트 주위염'이라고 합니다. 방치하면 임플란트
주변 뼈가 계속 녹아서 결국 임플란트를 빼야 합니다.

하지만 이 2mm를 확보하려면 정확한 위치에 심어야 합니다. 조금만
바깥쪽으로 치우쳐도 뼈가 얇아집니다. 조금만 안쪽으로 치우쳐도 반
대편 뼈가 얇아집니다.

저가형 임플란트 수술에서는 이런 섬세한 위치 조절이 무시되는 경
우가 많습니다. "대충 가운데쯤이면 되겠지" 하고 심습니다. 당장은 문

　　　　　　　　　　　　임플란트, 아무거나 하실 건가요?

제가 안 보이지만, 5년 후, 10년 후에 문제가 드러납니다.

무균 환경의 중요성

수술할 때 무균 환경을 유지하는 것도 매우 중요합니다. 임플란트 수술은 뼈를 뚫고 금속을 집어넣는 침습적 시술입니다. 이 과정에서 세균이 들어가면 감염이 생깁니다.

제대로 된 임플란트 수술실은 철저하게 멸균된 환경을 유지합니다. 모든 기구는 고압증기멸균을 거치고, 드릴은 일회용을 쓰거나 환자마다 새것으로 교체합니다. 의료진은 수술 가운을 입고, 마스크와 장갑을 착용합니다.

하지만 이런 과정에는 비용이 듭니다. 일회용 기구를 쓰면 재료비가 올라갑니다. 멸균 시스템을 유지하려면 장비 구입과 유지비가 필요합니다.

저가 치과에서는 이런 비용을 줄이려고 합니다. 드릴을 여러 번 재사용하고, 멸균을 간소화하고, 일회용품 대신 재사용 가능한 기구를 씁니다.

당장은 문제가 안 보입니다. 감염은 수술 직후가 아니라 며칠, 몇 주 후에 나타나니까요. 환자는 멸균 문제인지 알기 어렵습니다.

하지만 감염이 생기면 치명적입니다. 임플란트 주변 뼈에 염증이 생기고, 골유착이 실패하고, 결국 임플란트를 빼야 합니다.

문제 3: 불필요한 뼈 이식 종용

세 번째 문제는 역설적이게도 불필요한 뼈 이식을 권하는 경우입니다.

"뼈가 부족해서 뼈 이식을 해야 합니다. 추가로 50만 원 더 내셔야 합니다."

저가 임플란트를 광고하는 치과에서 자주 듣는 말입니다. 어떻게 된 일일까요?

낚시 상술의 실체

처음에는 저렴한 가격으로 환자를 유인합니다. "임플란트 1개 30만 원!" 현수막을 크게 걸어 놓습니다. 환자가 상담을 받으러 갑니다. 엑스

　　　　　　　　　　　　　　임플란트, 아무거나 하실 건가요?

레이를 찍고 보더니 의사가 말합니다.

"뼈가 많이 부족하시네요. 뼈 이식을 하셔야 합니다." "뼈 이식 비용이 얼마나 되는데요?" "50만 원 추가됩니다." "그럼 총 80만 원이네요?" "네, 그리고 보철물도 좀 더 좋은 걸로 하시는 게 좋을 것 같은데, 그럼 20만 원 더 추가됩니다." "그럼 100만 원이네요? 광고에는 30만 원이라고 했잖아요?" "아, 그건 뼈 이식이 필요 없는 이상적인 경우 가격이에요."

결국 광고 가격의 3배 이상을 지불하게 됩니다. 문제는 거의 대부분의 환자에게 뼈 이식이 필요하다고 말한다는 것입니다. 통계를 봐도, 저가 치과에서 뼈 이식 비율이 유독 높습니다. 정말 그렇게 많은 사람이 뼈가 부족할까요? 아니면 다른 이유가 있을까요?

실력 부족을 뼈 이식으로 메우기

사실 뼈를 최대한 보존하면서 정확한 위치에 심는 것이 가장 좋습니다. 본인의 뼈가 가장 좋은 뼈이기 때문입니다.

숙련된 의사는 환자의 뼈 상태를 정확히 파악하고, 가용한 뼈를 최대한 활용해서 임플란트를 심습니다. 3차원 CT로 뼈의 구조를 완벽히 이해하고, 최적의 위치와 각도를 계산해서, 안전하게 심습니다.

뼈 이식은 정말 필요한 경우에만 최소한으로 진행합니다. 예를 들어, 오랫동안 치아가 없어서 뼈가 많이 흡수된 경우, 사고나 질병으로 뼈가 손상된 경우 등입니다.

하지만 실력이 부족하면 어떻게 될까요? 뼈의 구조를 정확히 파악하지 못하니까, 안전하게 심을 자신이 없습니다. 그래서 뼈 이식을 통해 여유 공간을 만든 후 심으려고 합니다.

"뼈가 부족해서"라고 말하지만, 사실은 "제 실력으로는 지금 뼈 상태로 안전하게 심기 어려워서"인 경우가 많습니다. 의사의 부족한 실력을 환자가 추가 비용과 회복 기간으로 메워 주는 셈입니다.

과도한 뼈 이식의 부작용

뼈 이식 자체가 나쁜 건 아닙니다. 정말 필요한 경우에는 해야 합니다. 하지만 불필요하게 과도한 뼈 이식은 오히려 문제를 만듭니다.

첫째, 이식한 뼈는 본인의 원래 뼈만큼 강하지 않습니다.

이식 재료에는 여러 종류가 있습니다. 본인 뼈를 다른 부위에서 채취해서 쓰는 방법(자가골), 소나 돼지 뼈에서 추출한 재료(이종골), 합성 재료 등입니다. 이 중 가장 좋은 것은 자가골이지만, 채취할 때 다른 부

임플란트, 아무거나 하실 건가요?

위에 상처를 내야 하므로 환자 부담이 큽니다. 그래서 대부분 이종골이나 합성 재료를 씁니다. 이런 재료들은 뼈가 자라는 발판 역할을 할 뿐, 본인 뼈로 완전히 대체되지 않습니다. 시간이 지나면서 일부는 흡수되기도 합니다.

둘째, 회복 기간이 길어집니다.

뼈 이식을 하면 이식한 뼈가 자리 잡을 때까지 기다려야 합니다. 보통 4-6개월이 걸립니다. 많은 경우 즉시 임플란트를 못 하고, 뼈 이식 먼저하고 몇 개월 기다렸다가 임플란트를 해야 합니다. 환자 입장에서는 치료 기간이 두 배로 늘어납니다. 그 기간 동안 제대로 씹지 못하는 불편함을 감수해야 합니다.

셋째, 부기와 통증이 더 심합니다.

뼈 이식은 임플란트만 하는 것보다 침습적입니다. 잇몸을 더 많이 벌리고, 뼈를 더 많이 건드리고, 이식 재료를 넣고, 차단막을 덮습니다. 당연히 수술 후 부기와 통증이 더 심합니다.

본인 뼈를 활용하는 것이 최선입니다

가장 좋은 것은 본인의 뼈를 최대한 활용하는 것입니다. 정밀한 진단으로 뼈의 상태를 정확히 파악하고, 정확한 수술로 가용한 뼈를 최대한 활용해서, 뼈 이식 없이 또는 최소한의 뼈 이식만으로 임플란트를 식립하는 것이 이상적입니다.

근 10년간 이런 원칙을 지키려고 노력해 왔습니다. 환자분들께 "뼈 이식이 필요 없습니다"라고 말씀드릴 때의 표정을 잊을 수 없습니다. 다른 치과에서는 뼈 이식이 필수라고 들었는데, 여기서는 안 해도 된다니 놀라워하십니다.

물론 정말로 뼈 이식이 필요한 경우도 있습니다. 그럴 때는 솔직하게 말씀드립니다. "현재 뼈 상태로는 뼈 이식 없이 임플란트를 하기 어렵습니다. 이렇게 하면 5년 후에 문제가 생길 가능성이 높습니다." 하지만 불필요한 뼈 이식은 권하지 않습니다. 환자에게 최선인 방법을 선택합니다.

저가형 임플란트 광고를 보고 갔는데 결국 총비용은 비슷하거나 더 비쌉니다. 저가형 임플란트를 선택했는데, 뼈 이식, 추가 검사, 재료 업그레이드 등의 명목으로 추가 비용이 붙으면 어떻게 될까요?

광고: 임플란트 30만 원
실제: 임플란트 30만 원 + 뼈 이식 50만 원 + 보철 업그레이드 20만 원
 = 100만 원

결국 처음 생각했던 것보다 훨씬 많은 돈을 쓰게 됩니다. 차라리 처음부터 정직하게 적정 가격을 제시하는 곳이 더 나을 수 있습니다.

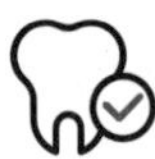

19장
5년 후, 10년 후를 생각하면

재수술 비용까지 계산하면

임플란트의 진짜 비용은 수술할 때 지불하는 금액만이 아닙니다. 5년 후, 10년 후, 20년 후까지 고려해야 합니다.

실패한 임플란트, 그 끔찍한 과정

임플란트가 실패하면 어떤 일이 벌어질까요? 실제 사례를 통해 살펴보겠습니다.

60대 여성 환자분이었습니다. 3년 전에 다른 치과에서 저가 임플란트 3개를 했습니다. 처음에는 괜찮았는데, 2년쯤 지나면서 한쪽이 이상해지기 시작했습니다. 씹을 때마다 불편하고, 잇몸이 자주 붓고, 냄새도

임플란트, 아무거나 하실 건가요?

나고, 가끔 피도 났습니다. 수술한 치과에 가서 항생제와 소염제를 받아 먹었지만 일시적으로만 나아질 뿐 계속 재발했습니다. 결국 저희 치과를 찾아오셨습니다. CT를 찍어 보니 임플란트 주변 뼈가 절반 가까이 녹아 있었습니다. 임플란트가 흔들리고 있었습니다.

"이 임플란트는 더 이상 쓸 수 없습니다. 빼야 합니다."

환자분은 충격을 받으셨습니다.

"겨우 3년밖에 안 됐는데요? 평생 쓴다고 했었는데…"

먼저 실패한 임플란트를 제거해야 합니다. 이 과정이 만만치 않습니다. 임플란트는 뼈와 단단히 붙어 있기 때문에 빼는 것도 일종의 수술입니다. 조심스럽게 빼내야 주변 뼈의 손상을 최소화할 수 있습니다. 임플란트를 빼고 나니 움푹 파인 구멍이 생겼습니다. 염증으로 뼈가 많이 녹아서 구멍이 컸습니다.

"지금 바로 다시 못 심으시나요?" "안 됩니다. 뼈가 회복될 때까지 기다려야 합니다."

최소 3-6개월을 기다려야 합니다. 그 기간 동안 임시 틀니를 쓰셔야 했습니다. 불편하지만 어쩔 수 없습니다. 6개월 후, 뼈가 어느 정도 회복되었습니다. 하지만 이번에는 상황이 더 나빴습니다.

"뼈가 많이 손상되어서 뼈 이식을 하셔야 합니다. 뼈 이식 후 또 4개월 기다리고, 그다음 임플란트를 심어야 합니다."

결국 처음 임플란트가 실패한 시점부터 다시 임플란트를 완성하기까지 1년 이상이 걸렸습니다. 비용 계산을 해 봅시다.

처음부터 제대로 된 임플란트를 했다면 100만 원 × 3개 = 300만 원이었을 것입니다. 결국 270만 원을 더 쓰고, 1년 넘게 고생하고, 뼈까지 손상시킨 셈입니다.

시간과 고통은 돈으로 환산할 수 없습니다. 돈도 문제지만, 시간과 고통은 더 큰 문제입니다. 실패한 임플란트를 빼고, 회복하고, 뼈 이식하고, 또 회복하고, 다시 수술하고, 또 회복하는 데 1년 넘게 걸립니다.

그 기간 동안 제대로 씹지 못하는 불편함은 상상 이상입니다. 임시 틀니는 불안정해서 딱딱한 음식을 씹을 수 없습니다. 외식할 때도 불편하고, 친구들 만날 때도 신경 쓰입니다.

게다가 심리적 스트레스도 만만치 않습니다. "이번에는 괜찮을까?",

"또 실패하면 어떡하지?", "내 뼈는 괜찮은 걸까?" 하는 불안감을 안고 살아야 합니다.

앞서 말씀드린 환자분은 재수술 후에 이렇게 말씀하셨습니다.

"싸게 하려다 비싸게 됐네요. 돈도 돈이지만, 1년 넘게 고생한 게 가장 힘들었어요. 처음부터 제대로 할걸 그랬어요."

한 번 손상된 뼈는 완전히 회복되지 않습니다. 가장 안타까운 것은 한 번 손상된 뼈는 완전히 원래대로 돌아오지 않는다는 것입니다. 실패한 임플란트 주변의 뼈는 염증으로 인해 녹아내립니다. 제거하고 나면 움푹 파인 부분이 생깁니다. 뼈 이식을 해도 원래의 건강한 뼈만큼 튼튼하지 않습니다. 이식한 뼈는 강도가 약하고, 혈액 순환도 떨어집니다. 그래서 재수술한 임플란트는 처음 수술보다 성공률이 낮습니다. 또한 한 번 염증이 생겼던 부위는 재발 위험이 높습니다. 더 철저하게 관리해야 하고, 정기 검진도 더 자주 받아야 합니다.

그래서 첫 수술이 중요합니다. 첫 단추를 잘 끼워야 합니다. 한 번 잘못 끼우면 나중에 고치기가 훨씬 어렵습니다.

5년 보증 vs 20년 생존율의 함정

어떤 치과는 "5년 무상 보증해 드립니다"라고 말합니다. 들으면 좋아 보입니다. 5년 동안 문제 생기면 공짜로 고쳐 준다니 안심이 됩니다. 하지만 생각해 보세요. 왜 5년일까요? 5년 후에 문제가 생기면 어떡하죠? 임플란트는 5년만 쓰려고 하는 게 아닙니다. 20년, 30년, 평생 쓰려고 하는 것입니다.

검증된 임플란트의 20년 생존율은 95% 수준입니다. 100명이 수술받으면 95명이 20년 후에도 잘 쓰고 있다는 뜻입니다. 5명만 실패하거나 재수술을 받습니다.

반면 검증되지 않은 저가 임플란트는 20년 데이터 자체가 없습니다. 5년까지는 괜찮아 보여도, 10년, 15년이 지나면서 문제가 나타나기 시작합니다.

그런데 왜 저가 치과는 5년 보증을 할까요? 5년까지는 큰 문제가 안 생긴다는 걸 알기 때문입니다. 5년 이후에 문제가 생기면 그건 보증 범위 밖입니다.

근 10년간 이런 케이스를 많이 봤습니다. 6-7년 차에 문제가 생겨서

임플란트, 아무거나 하실 건가요?

수술한 치과에 가면 "보증 기간이 지났습니다. 재수술하시려면 비용이 듭니다"라는 말을 듣습니다.

조금 더 싼 것 vs 훨씬 더 비싼 것

"50만 원에 할 수 있는데 왜 120만 원을 내야 하나요?"

합리적인 질문입니다. 하지만 이렇게 다시 생각해 봅시다.

시나리오 1: 저가 임플란트(50만 원)
시나리오 2: 검증된 임플란트(120만 원)

숫자만 봐도 장기적으로는 비슷하거나 검증된 임플란드가 더 유리힙니다. 여기에 시간과 고통까지 고려하면 선택은 명확합니다.

더 중요한 건 확률입니다. 저가 임플란트는 5명 중 1명이 재수술을 받습니다. 검증된 임플란트는 20명 중 1명만 재수술을 받습니다.

1년에 6만 원, 한 달에 5,000원

120만 원짜리 임플란트가 20년 동안 문제없이 잘 쓴다면, 1년에 6만 원입니다. 한 달에 5,000원입니다. 하루에 167원입니다.

매일 사용하는 치아를 하루에 200원도 안 되는 비용으로 건강하게 유지할 수 있다면, 이것이야말로 진짜 가성비 아닐까요?

반면 50만 원짜리가 5년 만에 실패해서 재수술에 200만 원이 들었다면, 총 250만 원입니다. 5년 쓴 거니까 1년에 50만 원입니다. 한 달에 4만 원입니다. 어느 쪽이 더 합리적일까요?

적정 가격이 존재하는 이유

임플란트에는 적정 가격이 있습니다. 너무 비싸도 문제지만, 너무 싸도 문제입니다.

좋은 재료의 원가

검증된 임플란트 제품의 원가는 정해져 있습니다. 수십 년간의 연구

임플란트, 아무거나 하실 건가요?

개발 비용, 엄격한 품질 관리 비용, 장기 데이터 수집 비용, 전 세계 사후 관리 네트워크 유지 비용이 모두 포함된 가격입니다.

이런 제품을 사용하면서 너무 싼 가격을 제시한다는 것은 어딘가에서 비용을 줄였다는 뜻입니다. 진단 과정을 생략하거나, 수술 시간을 단축하거나, 보철물의 품질을 낮추거나, 사후 관리를 축소하는 방법으로 말이죠.

의료진의 숙련도와 시간

임플란트 수술은 고도의 숙련이 필요한 시술입니다. 숙련된 의료진을 확보하고 유지하는 데는 비용이 듭니다. 또한 한 명의 환자에게 충분한 시간을 할애하려면 하루에 볼 수 있는 환자 수가 제한될 수밖에 없습니다.

상담 1시간, 수술 계획 수립 30분, 수술 1-2시간, 수술 후 설명 30분. 한 명의 환자에게 3-4시간을 쓴다면 하루에 3~4명밖에 못 봅니다.

반면 상담 10분, 수술 30분, 후처치 5분이면 하루에 10명 이상을 볼 수 있습니다. 양보다 질을 추구하면 가격이 올라갈 수밖에 없습니다. 이것은 비즈니스의 기본 원리입니다.

정밀한 장비와 시설

3차원 CT 장비는 수천만 원에서 억 단위입니다. 디지털 스캐너, 수술 시뮬레이션 소프트웨어, 3D 프린터, 철저한 멸균 시스템. 이런 장비와 시설을 갖추고 유지하는 데도 상당한 비용이 듭니다.

원내 기공실을 운영한다면 기공 장비 수천만 원, 기공사 인건비 매달 수백만 원이 추가됩니다. 이런 투자를 한 치과는 그만큼의 비용을 청구할 수밖에 없습니다.

사후 관리 시스템

수술 후 정기 검진, 문제 발생 시 신속한 대응, 장기 보증. 이런 사후 관리 시스템을 제대로 갖추려면 비용이 듭니다. 환자 데이터를 체계적으로 관리하고, 정기 검진 스케줄을 운영하고, 문제가 생기면 즉각 대응할 수 있는 시스템을 유지해야 합니다. 10년, 20년 후에도 환자를 책임지겠다는 마음으로 진료하는 곳은 그만큼의 비용을 책정할 수밖에 없습니다.

적정 가격의 의미

결국 적정 가격이란 다음을 모두 제공할 수 있는 가격을 의미합니다. 이 여섯 가지를 모두 제공하려면 일정 수준 이상의 가격이 필요합니다. 이 가격보다 지나치게 싸다면, 이 다섯 가지 중 어딘가를 포기한 것입니다.

가격만 보지 말고, 가치를 보세요

"30만 원 vs 120만 원"이라고 하면 4배 차이로 보입니다. 하지만 다시 생각해 봅시다. 30만 원짜리가 5년 만에 실패해서 재수술에 200만 원이 들었다면, 120만 원짜리를 20년 동안 문제없이 잘 쓴다면 어느 쪽이 더 합리적일까요?

매일 사용하는 치아를 한 달에 5,000원으로 건강하게 유지할 수 있다면, 이것이야말로 진짜 가성비입니다.

싸게 사려다 비싸게 사는 일

근 10년간 많은 환자분들을 만나면서 안타까웠던 것이 있습니다. 저가 임플란트로 고생하다가 결국 재수술을 받으러 오시는 분들입니다.

"처음부터 제대로 할걸 그랬어요." "싼 게 비지떡이라는 말이 맞네요." "돈을 아끼려다 더 많이 쓰고 고생만 했어요." "다른 사람들한테는 절대 저가로 하지 말라고 말하고 다녀요."

이런 말씀들을 들을 때마다 마음이 무겁습니다. 임플란트는 한 번 제대로 하면 평생 쓸 수 있습니다. 하지만 잘못하면 몇 년마다 반복해서 고생해야 합니다. 현명한 선택이란, 가장 비싼 것을 선택하라는 말이 아닙니다. 가격 대비 가치를 따져 보라는 것입니다.

체크해야 할 것들

상담할 때 다음을 확인하세요. 이런 것들을 꼼꼼히 확인하고, 그에 합당한 가격을 지불하는 것이 현명한 선택입니다.

싼 것에는 이유가 있고, 비싼 것에도 이유가 있습니다. 무조건 비싸다고 좋은 것도 아니고, 무조건 싸다고 나쁜 것도 아닙니다. 하지만 지나치게 싼 것은 의심해야 합니다. 적정 가격대에서 위의 체크 항목들을 잘 갖춘 곳을 선택하는 것이 현명합니다.

10년 후에도 웃을 수 있도록

5년 후, 10년 후, 20년 후에도 불편함 없이 잘 씹으면서, "그때 제대로 선택하길 잘했다"고 말할 수 있으려면, 지금 이 순간의 선택이 중요합니다. 임플란트는 치료가 아니라 평생을 함께할 동반자입니다. 그 동반자를 선택하는 데 조금 더 신중해야 하는 이유입니다.

당장의 가격에 현혹되지 마세요. 5년 후, 10년 후, 20년 후를 생각하세요. 한 환자분이 재수술 후 1년 뒤에 정기 검진 오셔서 이렇게 말씀하셨습니다.

"처음 임플란트 할 때는 50만 원 아끼려고 저가로 했어요. 그런데 결국 재수술에 200만 원 더 들었죠. 돈도 돈이지만, 1년 넘게 고생한 게 가장 힘들었어요. 이제는 알겠어요. 임플란트는 절대 가격만 보고 결정하면 안 된다는 걸요."

싸게 사려다 비싸게 사는 일, 이제는 없어야 합니다. 임플란트를 고민하시는 분들께 이 장이 현명한 선택을 하는 데 도움이 되기를 바랍니다.

저가 임플란트의 진실

✓ 저가 임플란트는 검증, 진단, 수술 원칙, 보철 품질, 사후 관리 중 어딘가를 포기한 결과입니다.

✓ 가격이 싼 데는 이유가 있습니다. 마법은 없습니다.

3가지 핵심 문제

✓ 검증되지 않은 브랜드: 장기 데이터가 없어 10년, 20년 후를 예측할 수 없습니다.

✓ 원칙을 지키지 않는 수술: 당장은 괜찮아 보여도 시간이 지나면서 문제가 드러납니다.

✓ 불필요한 뼈 이식: 낚시 상술이거나 실력 부족을 메우려는 시도일 수 있습니다.

장기적 관점에서

✓ 실패한 임플란트의 재수술 비용은 처음 비용의 3-4배입니다.

✓ 한 번 손상된 뼈는 완전히 회복되지 않습니다.

✓ 5년 보증보다 20년 생존율이 중요합니다.

적정 가격의 의미

✓ 임플란트에는 적정 가격이 있습니다. 너무 싼 가격은 어딘가를 포기했다는 신호입니다.

✓ 120만 원짜리가 20년 쓴다면 한 달에 5,000원입니다. 이것이 진짜 가성비입니다.

✓ 가격이 아닌 가치를 보세요. 10년 후, 20년 후를 생각하세요.

현명한 선택

✓ 브랜드, 진단 과정, 수술 원칙, 보철 제작 방식, 사후 관리를 꼼꼼히 확인하세요.

✓ 당장의 가격에 현혹되지 말고, 장기적 가치를 생각하세요.

✓ 싸게 사려다 비싸게 사는 일, 이제는 없어야 합니다.

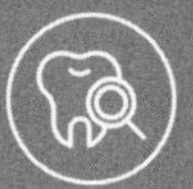

PART 6

현명한 선택 가이드

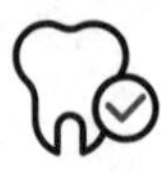

20장

상담 시 꼭 확인할 7가지 질문

임플란트 상담을 받으러 가면 많은 분들이 긴장합니다. 무엇을 물어 봐야 할지, 어떤 답변이 좋은 답변인지 판단하기 어렵기 때문입니다. 근 10년간 수많은 환자분들과 상담하면서 느낀 점은, 좋은 질문이 좋은 선택으로 이어진다는 것입니다.

다음 7가지 질문을 통해 여러분이 만난 치과가 신뢰할 만한 곳인지 판단할 수 있습니다.

질문 1. "어떤 브랜드의 임플란트를 사용하시나요?"

이 질문에 명확하게 답하지 못하거나 얼버무리는 치과라면 다시 생 각해 봐야 합니다. 좋은 치과는 자신이 사용하는 브랜드에 대해 자신감을 가지고 설명합니다.

"저희는 20년 이상의 임상 데이터가 축적된, 전 세계적으로 검증된 브랜드를 사용합니다."

이런 식의 답변이 나와야 합니다. 단순히 "좋은 거 씁니다" 혹은 "유럽산입니다"처럼 모호한 답변은 경계해야 합니다. 브랜드명과 함께 왜 그 브랜드를 선택했는지, 장기 생존율 데이터는 어떤지 설명해 주는 치과가 진짜 실력 있는 치과입니다.

여기서 중요한 것은 비싼 브랜드가 아니라, 검증된 브랜드입니다. 임플란트는 한 번 심으면 10년, 20년을 함께해야 하는 동반자입니다. 5년 정도의 짧은 검증 기간을 가진 브랜드와 20년 이상의 데이터가 쌓인 브랜드는 신뢰도에서 큰 차이가 납니다.

질문 2. "수술 원칙을 어떻게 지키시나요?"

이 질문은 조금 어렵게 느껴질 수 있습니다. 하지만 이 질문에 대한 답변을 들어 보면, 그 치과가 원칙을 중요하게 생각하는지 알 수 있습니다. 좋은 답변의 예시는 이렇습니다.

"CT 촬영과 3D 시뮬레이션을 통해 정확한 위치와 각도를 미리 계획합니다. 임플란트가 심어질 위치의 뼈 상태, 주변 치아와의 관계, 교합력이 가해지는 방향까지 모두 고려합니다. 수술 중에는 드릴링 속도와 온도를 철저히 관리하며, 초기 고정력을 확보하는 것을 가장 중요하게 생각합니다."

반대로 "저희는 경험이 많으니 걱정 마세요" 같은 추상적인 답변만 나온다면 조금 더 구체적으로 물어보시기 바랍니다. 경험도 중요하지만, 그 경험이 어떤 원칙 위에 세워졌는지가 더 중요합니다.

특히 임플란트 식립 각도와 깊이에 대한 이야기가 나오는지 주목하세요. 1도의 각도 차이, 1mm의 깊이 차이가 10년 후를 좌우합니다. 이런 부분까지 신경 쓰는 치과라면 신뢰할 수 있습니다.

질문 3. "보철물은 어디서 만드시나요?"

많은 분들이 간과하는 질문이지만, 실제로는 매우 중요합니다. 임플란트 수술이 성공해도 보철물이 잘못 만들어지면 결국 실패로 이어지기 때문입니다.

임플란트, 아무거나 하실 건가요?

"외부 기공소에 의뢰합니다"라는 답변이 나쁜 것은 아닙니다. 하지만 "원내 기공실에서 직접 제작하며, 필요시 즉시 수정이 가능합니다"라는 답변을 들을 수 있다면 더 좋습니다.

왜 그럴까요? 보철물은 0.1mm 단위의 정밀함이 필요한 작업입니다. 외부 기공소에 맡기면 치과 의사가 원하는 바를 정확히 전달하기 어렵고, 수정이 필요할 때 시간이 걸립니다. 환자분이 내원했을 때 바로 조정할 수 없다는 것은 큰 불편함으로 이어집니다.

원내 기공실이 있는 치과는 치과 의사와 기공사가 실시간으로 소통하며 작업합니다. "이 부분 0.1mm만 더 낮춰 주세요"라는 요청을 즉시 반영할 수 있습니다. 이런 미세한 조정이 모여서 완벽한 교합을 만들고, 그것이 임플란트의 수명을 결정합니다.

질문 4. "뼈 이식이 필요하면 어떻게 하시나요?"

이 질문의 답변에서 그 치과의 철학을 알 수 있습니다. 좋은 답변은 이렇습니다.

"뼈 상태를 정밀하게 분석한 후, 꼭 필요한 경우에만 뼈 이식을 진행합니다. 가능하면 환자분의 본인 뼈를 최대한 활용하는 방향으로 계획을 세웁니다. 뼈 이식을 하게 되더라도 과도하지 않게, 필요한 만큼만 진행합니다.”

반대로 경계해야 할 답변도 있습니다.

“거의 대부분 뼈 이식이 필요합니다” 혹은 “뼈 이식 안 하고도 할 수 있습니다”처럼 극단적인 답변이 나온다면 의심해 봐야 합니다.

뼈 이식은 필요할 때 해야 하지만, 과도하게 권유하는 것은 문제입니다. 특히 저가 임플란트를 하는 치과 중 일부는 임플란트 비용을 낮추는 대신 뼈 이식을 과도하게 권하는 경우가 있습니다.

임플란트를 심었을 때 주변에 2mm 이상의 뼈가 남아 있어야 합니다. 이 뼈가 씹는 힘을 받쳐 주는 지지대 역할을 하기 때문입니다. 이 기준을 지키면서도 본인의 뼈를 최대한 활용하는 것, 그것이 가장 이상적인 방법입니다.

질문 5. "수술 계획은 어떻게 세우시나요?"

"CT만 찍으면 됩니다"라는 답변보다는, "CT 촬영 후 3D 시뮬레이션을 통해 수술을 미리 계획하고, 교합 분석까지 진행합니다"라는 답변이 더 신뢰할 수 있습니다.

임플란트 수술은 계획이 전부입니다. 어디에, 어떤 각도로, 얼마나 깊이 심을 것인지를 미리 정확하게 계획해야 합니다. 이 계획 없이 수술대에 올라가는 것은 지도 없이 낯선 길을 운전하는 것과 같습니다.

좋은 치과는 수술 전에 충분한 시간을 들여 계획을 세웁니다. 환자분의 뼈 상태, 교합 상태, 주변 치아의 상태를 모두 고려합니다. 심지어 환자분이 어떤 음식을 주로 드시는지, 어느 쪽으로 씹는 습관이 있는지까지 물어보는 치과도 있습니다. 이런 세밀함이 장기적인 성공을 만듭니다.

질문 6. "수술 후 관리는 어떻게 하나요?"

임플란트는 심는 것으로 끝이 아닙니다. 수술 후 2~3개월의 골유착 기간이 매우 중요합니다. 좋은 치과는 이렇게 답합니다.

"수술 후 정기적으로 내원하셔서 골유착 상태를 체크합니다. 임시 보철 기간 동안 주의 사항을 상세히 안내드리고, 문제가 생기면 즉시 대응할 수 있는 시스템을 갖추고 있습니다. 보철물이 완성된 후에도 3개월, 6개월, 1년 단위로 정기 검진을 통해 관리합니다."

수술 후 관리 시스템이 체계적으로 갖춰진 곳이 좋은 치과입니다. "수술 끝나면 오시면 됩니다"처럼 간단하게 답하는 곳보다는, 단계별 관리 계획을 설명해 주는 곳을 선택하세요.

질문 7. "혹시 환자분과의 상담 시간은 얼마나 배정하시나요?"

이 질문은 직접적으로 묻기 어려울 수 있지만, 상담을 받으면서 자연스럽게 느낄 수 있는 부분입니다. 임플란트 상담은 최소 20~30분 이상이 필요합니다. CT를 함께 보면서 뼈 상태를 설명하고, 수술 계획을 공유하고, 환자분의 질문에 답하려면 충분한 시간이 필요하기 때문입니다.

만약 상담이 5~10분 만에 끝나고 바로 수술 날짜를 잡으려 한다면, 그 치과는 환자 한 분 한 분을 충분히 고려하지 않는다는 신호일 수 있습니다.

임플란트, 아무거나 하실 건가요?

수술 시간이 길고 짧은 것보다 중요한 것은 술자의 숙련도와 환자와의 깊이 있는 상담입니다. 빠르게 많은 환자를 보는 것보다, 한 분 한 분에게 충분한 시간을 투자하는 치과를 선택하시기 바랍니다.

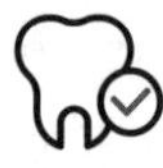

21장

이런 치과는 의심해야 합니다

좋은 치과를 찾는 것만큼 중요한 것이 나쁜 치과를 피하는 것입니다. 모든 치과가 나쁜 의도를 가지고 있다는 뜻은 아닙니다. 하지만 원칙을 지키지 않거나, 환자보다 수익을 우선시하는 곳이 분명히 존재합니다. 다음과 같은 특징이 보인다면, 다른 치과와 비교해 보시기를 권합니다.

1. 체계적 분석 없이 당장 수술을 권하는 곳

첫 방문에서 CT도 제대로 보지 않고 "다음 주에 수술 가능합니다"라고 말하는 치과는 조심해야 합니다. 임플란트는 정밀한 계획이 필요한 수술입니다. CT 촬영 후 3D 분석을 하고, 교합 상태를 확인하고, 뼈의 밀도와 높이를 측정하는 과정이 반드시 필요합니다. 이 과정 없이 바로 수술 날짜를 잡는다는 것은 원칙을 무시한다는 의미입니다. 어떤 환자분이 이런 이야기를 들려주셨습니다.

"다른 치과에서는 당장 다음 주에 수술하자고 하더라고요. 그런데 막상 다른 곳에서 정밀 검사를 받아 보니 뼈 상태가 좋지 않아서 추가 준비가 필요하다고 하더라고요. 섣불리 수술했으면 큰일 날 뻔했어요."

급하게 수술을 권하는 이유는 여러 가지일 수 있습니다. 환자를 빨리 확보하려는 의도일 수도 있고, 충분한 분석 시스템이 없어서일 수도 있습니다. 어떤 이유든, 환자에게 좋은 결과를 가져다주지 못합니다.

좋은 치과는 서두르지 않습니다. "일단 정밀 검사를 하고, 결과를 보고 함께 계획을 세워 봅시다"라고 말합니다. 환자의 시간도 소중하지만, 제대로 된 준비 없이 수술하는 것은 더 큰 시간과 비용의 낭비로 이어집니다.

2. 브랜드를 명확히 안 밝히는 곳

"어떤 임플란트를 사용하시나요?"라고 물었을 때 명확한 답을 피하는 치과는 의심해 봐야 합니다.

"좋은 거 씁니다", "유럽산입니다", "환자분 상태에 따라 다릅니다"

이런 애매한 답변이 나온다면 한 번 더 물어보세요. "구체적으로 어떤 브랜드인가요? 그 브랜드의 장기 생존율 데이터는 어떻게 되나요?"

브랜드를 명확히 밝히지 않는 이유는 대부분 검증되지 않은 저가 브랜드를 사용하거나, 환자마다 다른 브랜드를 섞어 쓰기 때문입니다.

특히 조심해야 할 것은 "상황에 따라 여러 브랜드를 사용합니다"라는 답변입니다. 물론 환자의 뼈 상태나 위치에 따라 다른 브랜드가 필요할 수도 있습니다. 하지만 대부분의 경우, 이는 가격대별로 다른 브랜드를 섞어 쓴다는 의미입니다.

한 가지 브랜드를 오랫동안 사용해 온 치과는 그 브랜드의 특성을 정확히 알고, 숙련도가 높습니다. 브랜드마다 나사산 디자인, 표면 처리 방식, 식립 방법이 다르기 때문에, 하나의 브랜드에 익숙해지는 것이 더 나은 결과를 만듭니다. 자신 있게 "저희는 이 브랜드를 사용합니다. 왜냐하면…"이라고 설명할 수 있는 치과를 선택하세요.

3. 뼈 이식을 과도하게 권하는 곳

"임플란트 하려면 거의 무조건 뼈 이식이 필요합니다"라고 말하는 치과는 조심해야 합니다. 물론 뼈 이식이 필요한 경우가 많은 것은 사실입니다. 하지만 모든 환자에게 뼈 이식이 필요한 것은 아닙니다. 정밀한 분석 없이 일괄적으로 뼈 이식을 권한다면, 그것은 환자를 위한 것이 아니라 수익을 위한 것일 가능성이 큽니다. 실제로 일부 치과에서는 이런 일이 벌어집니다.

"임플란트는 49만 원입니다. 대신 뼈 이식은 별도로 100만 원입니다."

저가 임플란트로 환자를 모은 뒤, 뼈 이식을 과도하게 권해서 결국 총 비용을 높이는 방식입니다. 환자 입장에서는 "임플란트가 싸니까 여기서 하자"고 생각했다가, 나중에 추가 비용 청구서를 받고 당황하게 됩니다.

반대로 "뼈 이식 없이도 다 됩니다"라고 말하는 곳도 조심해야 합니다. 뼈가 부족한데도 무리하게 임플란트를 심으면 초기에는 괜찮아 보여도 몇 년 후 문제가 생깁니다.

좋은 치과는 이렇게 말합니다.

"CT를 보니 이 부분은 뼈가 충분하지만, 이 부분은 조금 부족합니다. 뼈 이식을 최소한으로 하되, 임플란트 주변에 2mm 이상의 지지 뼈를 확보하는 것을 목표로 하겠습니다."

필요한 만큼만, 하지만 필요하면 반드시 하는 것. 그것이 올바른 접근입니다.

4. 가격만 강조하는 곳

"지금 이벤트 중이라 파격 할인합니다", "다른 데보다 30% 저렴합니다", "오늘 결정하시면 추가 할인 가능합니다"

이런 말들을 주로 듣는다면, 그 치과는 의료기관이 아니라 영업 조직에 가깝습니다. 물론 가격은 중요합니다. 하지만 임플란트는 평생을 함께할 동반자입니다. 저렴하게 심었다가 5년 후에 다시 해야 한다면, 결국 더 많은 비용과 고통이 따릅니다.

가격을 강조하는 치과는 대부분 이런 특징이 있습니다. 임플란트에는 적정 가격이 존재합니다. 재료비, 장비 유지비, 숙련된 인력의 인건비를 고려하면 일정 수준 이하로는 내려갈 수 없습니다. 그 선을 넘어서 저렴하다면, 어딘가를 포기한 것입니다.

5. 상담 시간이 지나치게 짧은 곳

상담을 5분 안에 끝내고 "그럼 수술 날짜 잡을까요?"라고 묻는다면, 그 치과는 환자를 제대로 보지 않는다는 뜻입니다.

제대로 된 임플란트 상담은 최소 20~30분이 필요합니다. CT 영상을 함께 보면서 뼈 상태를 설명하고, 수술 계획을 공유하고, 환자의 질문에 답하려면 충분한 시간이 필요하기 때문입니다.

상담 시간이 짧다는 것은 곧 환자 개개인의 상태를 충분히 고려하지 않는다는 의미입니다. 획일화된 프로세스로 많은 환자를 빠르게 처리하는 시스템일 가능성이 큽니다.

6. 수술 실적을 과도하게 강조하는 곳

"저희는 연간 5,000건의 임플란트 수술을 합니다"

이런 숫자를 강조하는 치과를 보면 조심스럽습니다. 물론 경험이 많은 것은 좋습니다. 하지만 많이 하는 것과 잘하는 것은 다릅니다.

연간 5,000건이면 하루 평균 15~20건입니다. 한 명의 치과 의사가 이렇게 많은 수술을 한다는 것은, 한 명당 충분한 시간을 투자하지 못한다는 의미일 수 있습니다.

오히려 "저희는 의사 선생님 한 분당 하루에 4~5명의 환자까지만 받습니다. 한 분 한 분에게 충분한 시간과 집중력을 투입하기 위해서입니다"라고 말하는 치과가 더 신뢰할 수 있습니다. 수술 실적이 아니라, 어떻게 수술하는지를 물어보세요.

임플란트, 아무거나 하실 건가요?

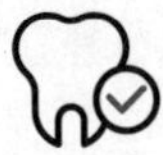

22장

좋은 임플란트 치과의 조건

이제 마지막으로, 좋은 임플란트 치과를 선택하기 위한 체크리스트를 정리해 보겠습니다. 아래 10가지 항목 중 최소 7가지 이상을 만족하는 치과를 선택하시기 바랍니다.

체크리스트 10가지

1. 사용하는 임플란트 브랜드를 명확히 밝힌다

좋은 치과는 자신이 사용하는 브랜드에 자신감을 가지고 있습니다. 브랜드명뿐 아니라 왜 그 브랜드를 선택했는지, 장기 생존율 데이터는 어떤지까지 설명해 줍니다.

"저희는 20년 이상의 임상 데이터가 축적된 검증된 브랜드를 사용합니다. 이 브랜드의 10년 생존율은 95% 이상입니다."

이런 구체적인 답변이 나와야 합니다.

2. CT 촬영과 3D 시뮬레이션을 통해 수술을 계획한다

임플란트 수술은 계획이 전부입니다. CT만 찍는 것이 아니라, 3D 시뮬레이션을 통해 정확한 위치와 각도를 미리 계획하는 치과를 선택하세요.

"수술 전에 3D로 시뮬레이션해서, 어디에 어떤 각도로 심을지 미리 결정합니다. 수술 당일에는 그 계획대로 정확하게 진행합니다."

이런 체계적인 프로세스가 있는지 확인하세요.

3. 교합력과 식립 각도에 대해 구체적으로 설명한다

1도의 각도 차이, 1mm의 깊이 차이가 10년 후를 좌우합니다. 이런 디테일에 대해 설명할 수 있는 치과가 진짜 실력 있는 치과입니다.

"임플란트는 씹는 힘을 받는 방향으로 심어야 합니다. 각도가 틀어지면 특정 부위에 과도한 힘이 집중돼서 뼈가 손상될 수 있습니다."

이런 설명이 나온다면 원칙을 지키는 치과입니다.

4. 뼈 이식에 대해 합리적으로 접근한다

과도하게 권하지도 않고, 무조건 안 해도 된다고 말하지도 않습니다. 환자의 뼈 상태를 정밀하게 분석한 후, 꼭 필요한 경우에만 적절한 양을 권합니다.

"CT를 보니 이 부분은 뼈가 충분하지만, 이 부분은 조금 부족합니다. 최소한의 뼈 이식으로 임플란트 주변에 2mm 이상의 지지 뼈를 확보하겠습니다."

이런 답변이 나와야 합니다.

5. 보철물 제작 시스템이 체계적이다

원내 기공실이 있어서 즉시 수정이 가능하거나, 외부 기공소를 이용하더라도 긴밀한 협업 시스템이 갖춰져 있어야 합니다.

"보철물은 원내 기공실에서 직접 제작합니다. 치과 의사와 기공사가 실시간으로 소통하며, 0.1mm 단위로 미세 조정합니다."

혹은

"외부 기공소와 긴밀하게 협업합니다. 정기적으로 회의를 하고, 필요 시 기공사가 직접 환자분을 만나 상담합니다."

이런 시스템이 있는지 확인하세요.

6. 충분한 상담 시간을 배정한다

최소 20~30분 이상의 상담 시간을 통해 CT 영상을 함께 보고, 수술 계획을 공유하고, 환자의 질문에 답합니다.

상담이 5~10분 만에 끝나고 바로 수술 날짜를 잡으려 한다면, 그 치과는 환자 한 분 한 분을 충분히 고려하지 않는다는 신호입니다.

7. 수술 후 관리 시스템이 명확하다

수술 후 2~3개월의 골유착 기간 관리, 정기 검진 시스템, 문제 발생

시 대응 방법 등이 체계적으로 갖춰져 있어야 합니다.

"수술 후 1주, 2주, 1개월, 2개월, 3개월 단위로 내원하셔서 골유착 상
태를 체크합니다. 보철물 장착 후에도 3개월, 6개월, 1년 단위로 정기
검진을 진행합니다."

이런 단계별 관리 시스템이 있는지 확인하세요.

8. 적정한 진료 인원을 유지한다

하루에 한 명의 치과 의사가 받는 환자 수가 너무 많다면, 각 환자에
게 충분한 집중력과 시간을 투입하기 어렵습니다.

"저희는 하루에 한 선생님당 5명의 환자까지만 받습니다. 한 분 한 분
에게 충분한 시간과 집중력을 투입하기 위해서입니다."

이런 원칙을 가진 치과가 장기적으로 좋은 결과를 만들어 냅니다. 많
은 환자를 빠르게 처리하는 것보다, 적은 수의 환자에게 최선을 다하는
것이 진정한 실력입니다.

9. 수술 원칙에 대한 철학이 명확하다

"빠르게"보다는 "정확하게", "많이"보다는 "잘"을 추구하는 치과를 선택하세요.

"수술 시간이 길고 짧은 것은 중요하지 않습니다. 중요한 것은 계획한 대로 정확하게 진행하는 것입니다. 필요하다면 충분한 시간을 들여서라도 원칙을 지킵니다."

이런 철학을 가진 치과가 신뢰할 수 있습니다.

10. 환자와의 소통을 중요하게 생각한다

일방적으로 치료 방법을 통보하는 것이 아니라, 환자와 함께 계획을 세우고 충분히 설명하는 치과를 선택하세요.

"이것이 CT 영상입니다. 여기 보시면 뼈가 이렇게 되어 있고, 임플란트는 이 위치에 이런 각도로 심을 예정입니다. 이해가 안 되는 부분이 있으시면 언제든 질문해 주세요."

이렇게 환자가 이해할 수 있을 때까지 설명하고, 질문을 환영하는 분

위기가 있는지 확인하세요.

마무리하며

이 10가지 체크리스트는 단순히 좋은 치과를 찾기 위한 것이 아닙니다. 환자 중심의 진료를 하는 치과를 찾기 위한 기준입니다.

임플란트는 한 번 심으면 10년, 20년, 길게는 평생을 함께해야 하는 동반자입니다. 처음 선택할 때 조금 더 신중하게, 조금 더 꼼꼼하게 확인한다면, 그 선택이 여러분의 삶의 질을 크게 바꿀 것입니다.

상담을 받으러 가실 때 이 체크리스트를 가지고 가세요. 그리고 하나하나 확인해 보세요. 10가지 중 7가지 이상을 만족하는 치과를 찾으신다면, 그곳이 바로 여러분이 신뢰하고 맡길 수 있는 곳입니다.

"싸게 해 드릴게요"라는 말보다 "정확하게 해 드리겠습니다"라는 말을 하는 치과.

"빨리 끝낼게요"보다 "원칙을 지키겠습니다"라고 말하는 치과.

"많이 해 봤습니다"보다 "한 분 한 분에게 최선을 다합니다"라고 말하는 치과.

그런 치과가 여러분의 임플란트를 책임질 수 있는 곳입니다.

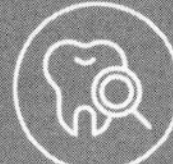  

PART 7

수술 후 관리

임플란트 수술이 끝났다고 해서 모든 것이 끝난 게 아닙니다. 오히려 지금부터가 진짜 시작입니다. 수술 후 관리를 어떻게 하느냐에 따라 임플란트의 수명이 10년이 될 수도, 50년이 될 수도 있습니다.

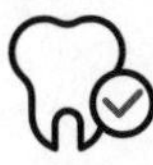

23장
수술 후 2~3개월이 중요하다

골유착 완성 시기

임플란트 수술 직후, 인공 치아 뿌리는 아직 뼈와 완전히 하나가 되지 않은 상태입니다. 마치 새로 심은 나무가 뿌리를 내리듯, 임플란트도 주변 뼈와 단단하게 결합하는 시간이 필요합니다. 이 과정을 '골유착'이라고 부릅니다.

골유착이 완성되는 데는 보통 2~3개월이 걸립니다. 윗니는 약 3개월, 아랫니는 약 2개월 정도가 평균입니다. 왜 차이가 날까요? 윗니 쪽 뼈가 아랫니 쪽 뼈보다 상대적으로 무르기 때문입니다.

이 기간 동안 임플란트는 조용히 뼈와 결합하고 있습니다. 겉으로는 아무 변화가 없어 보이지만, 미세한 수준에서 뼈 세포들이 임플란트 표면에 달라붙고, 새로운 뼈 조직이 자라나고 있습니다.

한 환자분이 이렇게 물으신 적이 있습니다.

"선생님, 2주 지났는데 이제 괜찮은 거 아닌가요? 아무 불편함도 없는데요."

겉으로 보기엔 회복이 다 된 것처럼 보일 수 있습니다. 하지만 속은 다릅니다. 2주는 잇몸이 아문 것일 뿐, 뼈와 임플란트의 결합은 이제 막 시작된 시기입니다. 이때 무리한 힘을 가하면 임플란트가 흔들리면서 골유착이 실패할 수 있습니다.

골유착이 제대로 이루어지지 않으면 어떻게 될까요? 임플란트가 움직이기 시작합니다. 한번 움직이기 시작하면 뼈와의 결합은 더 약해지고, 결국 빼야 하는 상황까지 갈 수 있습니다.

그래서 이 2~3개월은 '참고 기다리는 시간'입니다. 조금 답답하더라도, 임플란트가 뼈와 단단히 결합할 때까지 보호해 주어야 합니다.

임플란트 수술 후 바로 딱딱한 음식을 씹을 수 있는 건 아닙니다. 골유착이 완성될 때까지는 조심스럽게 지내야 합니다.

첫 1주일: 휴식 기간

수술 직후 일주일은 가장 조심해야 하는 시기입니다. 이때는 수술 부위가 아물고 있는 중이니까요. 이 시기에 한 환자분이 회식 자리에서 삼겹살을 드셨다가 큰일 날 뻔한 경우가 있었습니다. 다행히 큰 문제는 없었지만, 부기가 심해져서 며칠을 고생하셨습니다.

첫 2주: 적응 기간

1주일이 지나면 일상으로 조금씩 돌아갈 수 있습니다. 하지만 여전히 조심은 필요합니다.

2~3개월: 인내의 시간

이 기간이 가장 답답할 수 있습니다. 겉으로는 다 나은 것 같은데, 여전히 조심하라고 하니까요. 하지만 이 시기가 가장 중요합니다.

골유착이 진행 중인 이 기간에 한 환자분은 이렇게 말씀하셨습니다.

"선생님, 2개월 동안 제가 뭘 먹었는지 하나도 기억이 안 나요. 그냥 조심조심 삼키기만 한 것 같아요."

충분히 답답하실 겁니다. 하지만 이 참을성이 평생 쓸 임플란트를 만듭니다. 2~3개월의 불편함을 참으면, 이후 수십 년을 편하게 쓸 수 있습니다.

경우에 따라 임시로 씹을 수 있는 보철물을 끼우는 경우가 있습니다. 특히 앞니 같은 경우는 심미적인 이유로 임시 치아를 만들어 드립니다.

하지만 '임시'라는 단어를 잊으시면 안 됩니다. 이건 본격적으로 씹으라고 만든 게 아니라, 보기 좋게 하고 아주 가볍게만 사용하라고 만든 것입니다.

"임시 치아가 있으니까 이제 먹어도 되는 거 아닌가요?"라고 물으시는 분들이 계십니다. 아닙니다. 임시 보철은 '보이기 위한 것'이지 '씹기 위한 것'이 아닙니다.

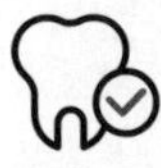

24장
임플란트를 50년 쓰는 법

정기 검진과 올바른 관리

임플란트는 한번 심으면 끝이 아닙니다. 차를 사면 정기적으로 점검받듯, 임플란트도 지속적인 관리가 필요합니다.

정기 검진, 왜 필요할까요?

임플란트는 썩지 않습니다. 하지만 임플란트를 둘러싼 잇몸과 뼈는 다릅니다. 이것들은 살아 있는 조직이고, 관리하지 않으면 망가질 수 있습니다.

임플란트 주변염이라는 게 있습니다. 자연 치아의 잇몸병과 비슷한 건데, 임플란트 주변 잇몸에 염증이 생기는 겁니다. 처음엔 잇몸만 붓고 피가 나지만, 방치하면 뼈까지 녹기 시작합니다.

무서운 건, 이게 자연 치아보다 빠르게 진행된다는 점입니다. 임플란트 주변의 잇몸은 자연 치아 주변의 잇몸보다 혈액 공급이 적습니다. 그래서 한번 염증이 생기면 방어력이 약해서 빠르게 악화됩니다.

한 환자분은 5년 동안 아무 문제 없이 잘 쓰시다가, 검진을 한 번도 안 오셨습니다. 그러다 7년째 되던 해에 임플란트가 흔들린다고 오셨는데, 이미 주변 뼈의 절반이 녹아 있었습니다. 결국 임플란트를 빼고 다시 해야 했습니다.

"5년 동안 아무 문제 없었는데요"라고 하셨지만, 사실은 조용히 진행되고 있었던 겁니다. 증상이 없다고 문제가 없는 게 아닙니다.

얼마나 자주 가야 할까요?

기본은 6개월에 한 번입니다. 1년에 두 번 정도는 치과에 들러서 임플란트 상태를 점검받으셔야 합니다.

검진에서는 이런 것들을 확인합니다.
특히 교합 확인은 중요합니다. 시간이 지나면서 자연스럽게 교합이

　　　　　　　　　　임플란트, 아무거나 하실 건가요?

변할 수 있습니다. 다른 치아가 닳거나 움직이면서 임플란트에 가해지는 힘의 방향이 달라질 수 있거든요. 이걸 제때 조정해 주지 않으면 임플란트에 무리가 갑니다.

"별로 아프지도 않은데 꼭 가야 하나요?"라고 물으시는 분들이 많습니다. 네, 가셔야 합니다. 문제가 생기고 나서 가면 이미 늦은 경우가 많습니다. 예방이 치료보다 훨씬 쉽고 저렴합니다.

집에서 하는 관리

정기 검진만큼 중요한 게 매일매일의 관리입니다.

올바른 양치

임플란트도 자연 치아와 똑같이 양치해야 합니다. 아니, 어쩌면 더 꼼꼼하게 해야 합니다.

치실과 치간칫솔

임플란트 사이, 임플란트와 자연 치아 사이는 칫솔만으로는 닦기 어렵습니다. 이 부분의 음식물 찌꺼기와 세균막을 제거하려면 치실이나 치간칫솔이 필요합니다.

"치실 쓰는 게 귀찮아서요"라고 하시는 분들이 계십니다. 이해합니다. 하지만 매일 2분의 치실 사용이 수백만 원짜리 임플란트를 지킵니다. 귀찮음과 재수술, 어느 쪽을 선택하시겠습니까?

특히 임플란트 주변은 치실을 조심스럽게 사용해야 합니다. 너무 깊이 넣으면 잇몸에 상처가 날 수 있으니, 부드럽게 왔다 갔다 하면서 닦아 주세요.

구강세정기

워터픽 같은 구강세정기도 도움이 됩니다. 물 압력으로 치아 사이사이를 헹궈주면, 칫솔과 치실로도 닿지 않는 부분까지 깨끗해집니다.

하지만 구강세정기만으로는 부족합니다. 칫솔과 치실을 대체할 수는 없고, 보조적으로 사용하는 겁니다.

피해야 할 것들

임플란트를 오래 쓰려면 피해야 할 것들이 있습니다.

흡연

담배는 임플란트의 적입니다. 담배를 피우면 잇몸으로 가는 혈액 공급이 줄어듭니다. 그러면 잇몸의 회복력과 방어력이 약해집니다. 염증이 생겼을 때 이겨낼 힘이 없어지는 거죠.

실제로 흡연자의 임플란트 실패율은 비흡연자보다 2배 이상 높습니다. 수술은 잘 됐는데 관리 과정에서 실패하는 경우가 많습니다.

"수술 끝났으니까 이제 피워도 되죠?"라고 물으시는 분들이 계십니다. 아닙니다. 임플란트를 하셨다면, 금연은 선택이 아니라 필수입니다.

딱딱하고 질긴 음식

임플란트가 완성되고 나면 대부분의 음식을 드실 수 있습니다. 하지만 지나치게 딱딱하거나 질긴 음식은 조심하셔야 합니다.

한 환자분이 게장을 드시다가 게 다리 껍질을 힘주어 씹으셨는데, 임플란트 보철물이 깨진 적이 있습니다. 보철물을 새로 만들어야 했고, 시간과 비용이 또 들었습니다.

이갈이와 이 악물기

자면서 이를 가는 습관이나, 스트레스받을 때 이를 악무는 습관은 임플란트에 엄청난 부담을 줍니다. 정상적으로 씹을 때보다 몇 배의 힘이 가해지거든요.

이런 습관이 있으시다면 치과에서 보호 장치를 만들어 드립니다. 자기 전에 끼고 주무시면, 임플란트를 보호할 수 있습니다.

좋은 재료 + 정확한 수술 + 정밀한 보철 + 철저한 관리

임플란트가 오래가려면 네 가지가 모두 갖춰져야 합니다.

좋은 재료

검증된 제품을 선택하는 것, 앞에서 충분히 말씀드렸습니다. 아무리 수술을 잘해도, 재료 자체에 문제가 있으면 오래갈 수 없습니다.

정확한 수술

원칙을 지키는 수술, 이것도 이미 설명했습니다. 각도 1도, 깊이 1mm가 10년 후를 바꿉니다. 충분한 뼛속에 정확한 위치와 각도로 심어야 합니다.

정밀한 보철

보철물이 정밀하게 만들어져야 합니다. 교합이 정확해야 하고, 틈새가 없어야 하고, 주변 치아와 조화를 이루어야 합니다. 보철이 잘못되면 아무리 수술이 잘 돼도 임플란트는 망가집니다.

철저한 관리

그리고 마지막이 관리입니다. 앞의 세 가지가 완벽해도, 관리를 안 하면 결국 실패합니다.

좋은 차를 샀어도 관리를 안 하면 금방 망가지죠. 임플란트도 마찬가지입니다. 매일의 양치, 정기적인 검진, 나쁜 습관 교정, 이 모든 게 쌓여서 임플란트의 수명을 만듭니다.

근 10년간 많은 환자분들을 봐 왔습니다. 같은 시기에 같은 방식으로 임플란트를 하신 분들도, 10년 후의 모습은 천차만별입니다.

어떤 분은 10년이 지났는데도 첫날처럼 깨끗하고 튼튼합니다. 정기 검진 빠짐없이 오시고, 매일 관리 철저히 하신 분들입니다. 어떤 분은 5년도 안 돼서 문제가 생깁니다. 검진도 안 오시고, 양치도 대충 하시고, 담배도 계속 피우신 분들입니다.

차이는 무엇일까요? 재료도 같고, 수술도 같았는데 결과가 다른 이유는, 관리의 차이입니다. 50년을 쓰는 임플란트는 만들어지는 것이 아니라, 지켜지는 것입니다.

임플란트 수술 후 2~3개월은 참고 기다리는 시간입니다. 골유착이 완성될 때까지 조심스럽게 보호해 주세요. 임시 보철이 있어도 본격적으로 씹으면 안 됩니다.

그리고 그 이후 수십 년은 매일매일 관리하는 시간입니다. 6개월마다 검진받고, 매일 꼼꼼히 양치하고, 치실 쓰고, 나쁜 습관은 고치고, 조심해야 할 음식은 피하세요. 귀찮으실 겁니다. 하지만 이 작은 노력들이 모여서, 임플란트를 50년 쓸 수 있게 만듭니다. 임플란트는 수술로 시작되지만, 관리로 완성됩니다.

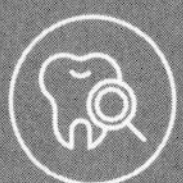

PART 8

자주 묻는 질문

진료실에서 환자분들과 상담하다 보면, 비슷한 질문들을 자주 받습니다. 임플란트를 처음 하시는 분들이라면 누구나 궁금해하는 것들이죠. 어떤 질문은 수십 번도 넘게 받았습니다. 그만큼 많은 분들이 같은 고민을 하신다는 뜻입니다.

이번 장에서는 가장 많이 받는 질문들에 대해 솔직하게 답해드리겠습니다. 상담실에서 직접 대화하듯이, 편하게 읽어 주세요.

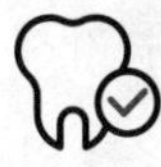

25장
환자들이 가장 많이 하는 질문

수술 시간과 통증

"수술 시간이 얼마나 걸리나요?"

이 질문을 정말 자주 받습니다. 그런데 사실 수술 시간 자체는 그렇게 중요하지 않습니다.

임플란트 하나를 심는 데 걸리는 시간은 상황에 따라 다릅니다. 뼈 상태가 좋고 단순한 경우라면 30분 정도면 끝날 수도 있습니다. 하지만 뼈 상태가 복잡하거나, 신경과 가까운 위치거나, 정밀한 각도 조정이 필요한 경우라면 1시간 이상 걸릴 수도 있습니다.

"다른 치과는 10분이면 된다던데요?"라고 말씀하시는 분들이 계십니다. 빠른 게 무조건 좋은 건 아닙니다. 수술 시간이 짧다는 건, 두 가지 중 하나입니다. 정말 간단한 케이스거나, 아니면 충분한 확인과 조정 없이 빠르게 진행하는 경우입니다.

저는 환자분과 충분히 상담하고, 수술 중에도 각도와 깊이를 여러 번 확인하며 진행합니다. CT로 계획한 대로 정확히 들어갔는지, 주변 구조물은 안전한지, 초기 고정은 충분한지, 하나하나 확인하다 보면 시간이 걸립니다.

빨리 끝내는 게 목표가 아니라, 정확하게 하는 게 목표입니다. 10분 빨리 끝내려다가 각도가 틀어지면, 그 임플란트는 평생 문제를 일으킵니다.

경험이 많은 의사라고 해서 무조건 빠른 것도 아닙니다. 오히려 숙련된 의사일수록 신중합니다. 빠르게 끝낼 수 있는 상황에서도, 한 번 더 확인하고 조정합니다.

한 환자분이 이런 말씀을 하신 적이 있습니다.

"다른 치과에서는 한 시간 안에 3개 심는다고 하던데, 여기는 왜 이렇게 오래 걸려요?"

   임플란트, 아무거나 하실 건가요?

설명해 드렸습니다. 빨리 끝내는 게 실력이 아니라, 정확하게 하는 게 실력이라고. 3개를 한 시간에 끝낸다는 건, 한 개당 20분입니다. 그 시간에 CT 확인하고, 각도 맞추고, 깊이 조정하고, 주변 뼈 상태 확인하고, 초기 고정 체크하고, 이 모든 걸 할 수 있을까요?

그 환자분은 결국 저희 병원을 선택하셨고, 수술은 계획보다 시간이 더 걸렸습니다. 왜냐하면 수술 중에 뼈 상태를 확인하니 예상과 조금 달라서, 각도를 다시 조정했기 때문입니다. 만약 그냥 빨리 진행했다면, 나중에 문제가 됐을 겁니다.

그러니 수술 시간보다 중요한 건, 의사가 원칙을 지키며 정확하게 하는가입니다. 환자분과 충분히 소통하며 진행하는가입니다.

"수술 중에 무슨 일이 일어나는지 알 수 있나요?"

궁금하실 겁니다. 입을 벌리고 있으니 뭘 하는지 안 보이니까요.

수술 과정을 간단히 설명드리면, 소리가 날 수 있고, 진동이 느껴질 수 있습니다. 하지만 마취되어 있어서 아프지는 않습니다. 불편하긴 해도, 참을 수 없을 정도는 아닙니다. 수술 중에 불편하시면 손을 들어서 신호해 주세요. 잠깐 멈추고 쉬었다 할 수 있습니다. 의사소통이 중요합니다.

"많이 아픈가요?"

통증에 대한 두려움, 충분히 이해합니다. 하지만 걱정하시는 것만큼 아프지는 않습니다.

수술 중에는 마취를 하기 때문에 아프지 않습니다. 마취 주사 맞을 때 따끔한 것 외에는 수술 중 통증은 거의 없습니다. 오히려 소리나 진동이 더 불편하실 수 있습니다.

문제는 수술 후입니다. 마취가 풀리고 나면 욱신거리는 통증이 있을 수 있습니다. 하지만 이것도 사람마다, 상황마다 다릅니다.

단순하게 한 개만 심은 경우라면, 통증이 크지 않습니다. 진통제 한두 번 먹으면 괜찮아지는 정도입니다. 어떤 분들은 "생각보다 안 아파서 놀랐어요"라고 하십니다.

하지만 여러 개를 심었거나, 뼈 이식을 함께 한 경우라면 조금 더 아플 수 있습니다. 그래도 참을 수 없을 정도는 아니고, 처방해 드린 진통제와 소염제를 드시면 관리 가능한 수준입니다.

보통 2~3일이 가장 붓고 아픕니다. 그 이후로는 점점 나아집니다. 일주일 정도 지나면 대부분 일상생활에 지장이 없습니다.

한 환자분이 이렇게 말씀하셨습니다.

"치과 가기 전날 밤을 하얗게 새웠어요. 얼마나 아플까 걱정돼서요. 근데 막상 하고 나니까, 사랑니 뺄 때보다 덜 아팠어요."

통증은 개인차가 큽니다. 누군가에게는 아무것도 아닌 게, 다른 누군가에게는 힘들 수 있습니다. 하지만 대부분의 환자분들이 "생각보다 괜찮았다"고 말씀하십니다.

"통증 관리는 어떻게 하나요?"

수술 후 통증 관리를 위해, 통증이 너무 심하거나, 약을 먹어도 나아지지 않거나, 점점 더 심해진다면 바로 연락하세요. 정상적인 통증이 아닐 수 있습니다.

"수술 후 일상생활은 언제부터 가능한가요?"

다음날부터 출근하시는 분들도 많습니다. 부기만 조금 있을 뿐, 움직이는 데는 지장이 없습니다. 다만 격한 운동이나 무거운 것을 드는 일은 일주일 정도는 피하시는 게 좋습니다. 혈압이 올라가면 출혈이나 부기가 심해질 수 있거든요.

사우나, 찜질방, 뜨거운 물에 오래 있는 것도 일주일은 피하세요. 혈액 순환이 너무 좋아져서 부기가 심해집니다. 술과 담배는 최소 2주는 금해야 합니다. 회복을 늦추고 염증 위험을 높입니다. 운전은? 마취가 완전히 풀린 후에는 가능합니다. 하지만 수술 당일은 누군가와 함께 오시는 게 좋습니다.

"당뇨가 있는데 임플란트 할 수 있나요?"

당뇨가 있다고 임플란트를 못 하는 건 아닙니다. 다만 조건이 있습니다. 중요한 건 혈당 조절입니다. 당뇨가 잘 관리되고 있다면, 임플란트 수술에 큰 문제가 없습니다. 하지만 혈당 조절이 안 되고 있다면, 수술을 서두르지 않는 게 좋습니다.

왜 혈당이 중요할까요? 혈당이 높으면 상처 회복이 느려집니다. 세균 감염에도 취약해집니다. 골유착도 잘 안 될 수 있습니다.

일반적으로 당화혈색소(HbA1c) 수치가 7% 이하로 관리되고 있다면 수술을 진행할 수 있습니다. 8% 이상이라면, 먼저 내과 선생님과 상의

      임플란트, 아무거나 하실 건가요?

해서 혈당을 조절하신 후에 하시는 게 안전합니다.

한 환자분은 당뇨가 있으셨는데, 혈당 관리가 잘 되고 계셨습니다. 수술 전 내과 선생님께 확인받고, 수술 후에도 혈당 체크 자주 하시면서 관리하셨습니다. 결과는 아주 좋았습니다. 골유착도 잘 됐고, 지금 5년째 아무 문제 없이 잘 쓰고 계십니다.

반대로 혈당 조절이 안 되는 상태에서 무리하게 수술한 경우도 봤습니다. 회복이 느렸고, 염증이 생겼고, 결국 골유착에 실패했습니다.

"당뇨 환자는 회복이 더 오래 걸리나요?"

개인차가 있지만, 일반적으로 회복 기간이 조금 더 필요합니다. 골유착도 2~3개월이 아니라 3~4개월 정도 잡는 게 안전합니다.

그렇다고 너무 걱정하실 필요는 없습니다. 혈당만 잘 관리하시면, 결과는 비당뇨 환자와 비슷합니다. 시간이 조금 더 걸릴 뿐입니다.

수술 후 혈당 관리가 더 중요합니다. 스트레스나 염증으로 혈당이 일시적으로 올라갈 수 있으니, 더 자주 체크하세요.

"고혈압이 있는데 괜찮을까요?"

고혈압도 마찬가지입니다. 혈압이 약으로 잘 조절되고 있다면 문제 없습니다.

수술 중에 혈압을 모니터링하면서 진행합니다. 혈압이 너무 높으면 출혈이 많아질 수 있으니까요. 하지만 약을 잘 드시고 계시고, 혈압이 안정적이라면 걱정하지 않으셔도 됩니다.

오히려 주의할 점은, 수술 당일에 긴장해서 혈압이 오르는 경우입니다. 긴장하지 마시고, 평소 드시던 혈압약은 그대로 드세요. "수술하는데 약 먹어도 되나요?"라고 물으시는 분들이 계시는데, 네, 드셔야 합니다.

고혈압 환자분들이 주의하실 점

한 환자분은 평소 혈압이 잘 조절되셨는데, 수술 당일 너무 긴장해서 혈압이 190까지 올라가셨습니다. 30분 정도 편하게 앉아서 쉬시고, 심호흡 하시면서 긴장을 푸셨더니 140대로 내려갔고, 그때 수술을 진행했습니다.

긴장하시는 건 당연합니다. 하지만 너무 걱정하지 마세요. 안전하게 진행합니다.

"약을 여러 가지 먹고 있는데요?"

혈압약, 당뇨약, 콜레스테롤약, 이런 만성질환 약들은 대부분 임플란트 수술에 문제가 되지 않습니다.

다만 몇 가지 주의해야 할 약이 있습니다.

혈액 희석제(항응고제)를 드시는 분들은 출혈 위험이 있어서, 수술 전에 내과 선생님과 상의가 필요합니다. 약을 잠깐 끊어야 할 수도 있고, 약의 종류에 따라서는 그대로 진행할 수도 있습니다. 아스피린 같은 약은 보통 그대로 드셔도 됩니다. 하지만 와파린이나 새로운 항응고제들은 조정이 필요할 수 있습니다.

골다공증 약(비스포스포네이트)을 오래 드신 분들은 특별한 주의가 필요합니다. 이 약이 턱뼈 괴사를 일으킬 수 있기 때문입니다. 하지만 이것도 절대 못 하는 건 아니고, 신중하게 계획해서 진행할 수 있습니다. 골다공증 약을 드신 기간, 복용 방법(먹는 약인지 주사인지), 현재도 드시고 계신지 등을 자세히 말씀해 주세요. 면역억제제를 드시는 분들(장기이식, 자가면역질환 등)도 주의가 필요합니다. 감염 위험이 높아질 수 있습니다.

상담 시에 드시는 모든 약을 말씀해 주세요. 영양제까지도요. 의외로 문제가 될 수 있는 약이 있습니다. 은행잎 추출물, 오메가3 같은 것도 출혈에 영향을 줄 수 있으니 미리 말씀해 주시는 게 좋습니다. 약 이름을 다 기억하기 어려우시면, 약 봉투를 가져오시거나 사진을 찍어 오셔도 됩니다.

"담배 피우는데 임플란트 할 수 있나요?"

할 수는 있습니다. 하지만 권하지 않습니다. 솔직히 말씀드리면, 흡연은 임플란트의 가장 큰 적입니다. 담배를 피우시는 분의 임플란트 실패율은 비흡연자의 2배 이상입니다.

왜 그럴까요? 담배는 잇몸으로 가는 혈액 순환을 방해합니다. 혈액 공급이 줄어들면 상처 회복이 느려지고, 세균과 싸울 힘도 약해집니다. 골유착에도 악영향을 줍니다.

수술 직후가 특히 중요합니다. 이때 담배를 피우면 회복이 제대로 안 됩니다. 최소한 수술 전 2주, 수술 후 2주는 절대 금연하셔야 합니다. 한 환자분은 이렇게 말씀하셨습니다.

     임플란트, 아무거나 하실 건가요?

"선생님, 수술 끝나고 3일째 되던 날, 너무 힘들어서 담배 한 대 피웠어요. 그랬더니 그날 밤부터 엄청 붓고 아프더라고요. 그 뒤로 딱 끊었습니다."

담배가 회복을 방해한 겁니다. 다행히 그 이후 잘 관리하셔서 임플란트는 성공했지만, 회복 기간이 한 달 가까이 걸렸습니다.

장기적으로도 문제입니다. 담배를 계속 피우시면, 임플란트 주변염증이 생길 위험이 훨씬 높습니다. 뼈가 녹는 속도도 빠릅니다.

실제로 근 10년간 봐 온 케이스들 중에서, 10년 안에 임플란트 주변염으로 문제가 생긴 분들 중 70% 이상이 흡연자였습니다.

"하루에 한두 개비만 피우는데요?"라고 하시는 분들도 계십니다. 적게 피운다고 괜찮은 건 아닙니다. 담배는 양의 문제가 아니라, 피우냐 안 피우냐의 문제입니다.

만약 임플란트를 하시려면, 이 기회에 금연을 권해 드립니다. 임플란트 비용이 수백만 원인데, 담배 때문에 실패하면 그 돈이 아깝지 않으신가요? 그리고 재수술하려면 또 돈과 시간이 듭니다.

"전자담배는 괜찮나요?"

아닙니다. 전자담배도 일반 담배와 비슷합니다. 니코틴이 문제거든요. 니코틴 자체가 혈관을 수축시켜서 혈액 순환을 방해합니다.

"연초는 안 피우고 액상만 쓰는데요"라고 하시는 분들도 계시는데, 그것도 마찬가지입니다. 니코틴이 들어 있으면 문제가 됩니다.

"금연이 정말 어려운데 방법이 없을까요?"

금연하기 어려우시다면, 최소한 수술 전후 한 달만이라도 참으세요. 그리고 임플란트가 완전히 자리 잡을 때까지, 적어도 6개월은 금연하시는 게 좋습니다.

금연 보조제를 사용하시는 것도 방법입니다. 니코틴 패치나 껌은 담배보다는 낫습니다. 최소한 연기로 인한 직접적인 자극은 피할 수 있으니까요. 하지만 가장 좋은 건 완전히 끊는 겁니다. 임플란트를 계기로 금연에 성공하신 분들도 많습니다.

한 환자분은 30년 흡연자셨는데, 임플란트 하면서 끊으셨습니다. "담배 끊으니까 임플란트도 잘 됐고, 건강도 좋아지고, 돈도 아끼고, 일석

삼조예요"라고 하셨습니다.

"술은 어떤가요?"

술도 회복에 방해가 됩니다. 혈액 순환이 과도하게 좋아져서 출혈과 부기를 악화시킬 수 있습니다. 수술 전날과 수술 후 최소 1주일, 가능하면 2주는 금주하세요. 골유착이 완성될 때까지는 과음을 피하시는 게 좋습니다.

"회식 때문에 어쩔 수 없이…"라고 하시는 분들도 계시는데, 2주 정도는 양해를 구하세요. 여러분의 몸을 위한 일입니다.

수명과 보증

"임플란트 수명이 얼마나 되나요?", "몇 년 쓸 수 있어요?"라는 질문을 정말 많이 받습니다. 정확한 답은 "관리하기 나름"입니다.

검증된 제품으로 원칙을 지켜서 수술하고, 그 이후 관리를 잘하시면 30년, 40년, 심지어 평생 쓰실 수 있습니다. 실제로 40년 넘게 사용 중인 케이스들도 있습니다. 하지만 아무리 잘 심어도 관리를 안 하면 5년, 10

년 만에 문제가 생깁니다.

임플란트의 수명을 결정하는 요소들

같은 날 같은 방법으로 임플란트를 하신 두 분이 계셨습니다. 10년 후, 한 분은 아무 문제 없이 잘 쓰고 계시는데, 다른 한 분은 임플란트를 빼야 했습니다. 차이는 관리였습니다.

한 분은 6개월마다 빠짐없이 검진 오셨고, 매일 치실까지 꼼꼼하게 사용하셨습니다. 다른 한 분은 5년 동안 한 번도 안 오셨고, 양치도 대충 하셨습니다.

"10년 생존율이라는 게 뭔가요?"

임플란트 관련 자료를 보시다 보면 '10년 생존율 95%' 같은 표현을 보셨을 겁니다. 이게 무슨 뜻이냐면, 100명이 임플란트를 했을 때 10년 후에 95명은 여전히 잘 쓰고 있다는 뜻입니다.

검증된 제품의 10년 생존율은 보통 95% 이상입니다. 20년 생존율도 90% 정도 됩니다. 이 정도면 상당히 안정적인 치료 방법이라고 할 수

임플란트, 아무거나 하실 건가요?

있습니다. 하지만 이건 '평균'입니다. 잘 관리하시는 분들은 훨씬 높은 성공률을 보이고, 관리를 안 하시는 분들은 훨씬 낮습니다.

"보증 기간이 어떻게 되나요?"

보증은 치과마다 정책이 다릅니다. 일반적으로 임플란트 본체(픽스처)는 10년, 보철물(크라운)은 5년 정도 보증하는 곳이 많습니다. 하지만 보증의 의미를 제대로 이해하셔야 합니다. 무조건 보증하는 게 아니라, 조건이 있습니다.

보증을 받으려면

"보증 기간이 길면 좋은 거 아닌가요?"라고 물으시는 분들이 계십니다. 꼭 그렇지는 않습니다. 보증 기간보다 중요한 건, 실제로 그 보증을 이행할 수 있는 치과인지입니다.

보증서를 주는데 치과가 문을 닫으면 소용없습니다. 오래 운영된 치과인지, 원장 선생님이 계속 진료하실 분인지도 고려하셔야 합니다. 그리고 솔직히, 원칙을 지켜서 정확하게 수술하고, 환자분이 관리를 잘하시면 보증이 필요 없습니다. 문제가 생기지 않으니까요.

"보증서에는 뭐가 적혀 있나요?"

보증서를 받으시면 꼼꼼하게 읽어 보세요. 작은 글씨로 적힌 조건들이 중요합니다. 어떤 경우에 보증이 적용되는지, 어떤 경우에 적용 안되는지, 보증 범위는 어디까지인지(재료비만인지, 수술비까지 포함인지), 정기 검진은 얼마나 자주 받아야 하는지, 이런 것들이 다 적혀 있어야 합니다. 애매한 보증서는 나중에 분쟁의 소지가 됩니다. 명확하게 적혀 있는지 확인하세요.

"만약 문제가 생기면 어떻게 되나요?"

임플란트가 실패하는 경우는 크게 두 가지입니다.

초기 실패: 골유착이 안 되는 경우입니다. 수술 후 2~3개월 안에 발생합니다. 이 경우는 대부분 무상으로 다시 해 드립니다. 재료나 수술 과정의 문제일 가능성이 높으니까요.

후기 실패: 골유착은 됐는데, 시간이 지나면서 문제가 생기는 경우입니다. 대부분 관리 문제입니다. 이 경우는 보증 조건을 충족했는지에 따라 달라집니다.

정기 검진 잘 받으셨고, 관리 잘 하셨는데도 문제가 생겼다면 보증 적용됩니다. 하지만 검진도 안 오시고, 담배도 계속 피우시고, 양치도 안 하셨다면 보증이 어렵습니다.

비용과 보험

"임플란트 비용이 왜 이렇게 차이 나나요?"

임플란트 가격이 천차만별이라는 거, 알고 계실 겁니다. 어떤 곳은 개당 50만 원대, 어떤 곳은 200만 원 넘게 받는 곳도 있습니다.

왜 이렇게 차이가 날까요? 재료의 차이 검증된 제품과 그렇지 않은 제품의 원가 차이가 있습니다. 수십 년 데이터가 축적된 제품은 비쌉니다. 개발비, 연구비가 가격에 반영되어 있으니까요.

저가 제품은 대부분 검증 기간이 짧습니다. 5년, 10년 데이터만 있거나, 아예 임상 데이터가 부족한 경우도 있습니다.

수술 방식의 차이 CT 촬영, 3D 시뮬레이션, 정밀 진단에 드는 비용이 있습니다. 원칙을 지키는 수술은 시간과 노력이 더 듭니다.

어떤 곳은 파노라마 사진 한 장만 찍고 진행합니다. CT를 찍어도 대충 보고 넘어가는 곳도 있습니다. 당연히 비용이 적게 듭니다.

하지만 정밀 진단을 하는 곳은 다릅니다. CT를 여러 각도로 분석하고, 3D로 시뮬레이션하고, 신경과 혈관의 위치를 정확히 확인하고, 최적의 각도를 계획합니다. 이런 과정에 시간과 비용이 듭니다.

보철 제작의 차이 원내에서 정밀하게 만드는 것과, 저가 외주 기공소에 맡기는 것의 비용 차이가 있습니다. 저가 기공소는 하루에 수십 개를 찍어 내듯 만듭니다. 정밀도가 떨어질 수밖에 없습니다. 하지만 원내 기공실에서 치과 의사와 기공사가 협업하며 만들면, 시간과 비용이 더 듭니다.

시설과 장비의 차이 최신 CT, 멸균 시스템, 기공실 운영, 이런 것들에 비용이 듭니다. 제대로 된 멸균 시스템을 갖추는 데만 수천만 원이 듭니다. 기공실을 운영하려면 장비와 인건비가 필요합니다. 이런 비용이 모두 가격에 반영됩니다.

의사의 경험과 시간 환자 한 분과 충분히 상담하고, 수술 중에도 신중하게 진행하려면 시간이 필요합니다. 하루에 많은 환자를 보는 것보다, 한 분 한 분 집중해서 보는 게 비용이 더 듭니다.

싼 데는 싼 이유가 있습니다. 재료를 바꾸거나, 검사를 줄이거나, 수술 시간을 단축하거나, 보철을 대충 만들거나. 어딘가는 줄여야 가격을 낮출 수 있습니다.

"그럼 비싼 데가 무조건 좋은 거 아닌가요?"

그것도 아닙니다. 불필요하게 비싼 곳도 있으니까요. 화려한 인테리어, 과도한 마케팅, 유명 연예인 광고, 이런 것들도 비용에 반영됩니다. 이런 건 임플란트의 질과는 상관없습니다.

적정 가격이 있습니다. 검증된 재료를 쓰고, 원칙을 지키는 수술을 하고, 정밀한 보철을 만들려면, 일정 수준 이상의 비용은 필요합니다.

근 10년간의 경험으로 볼 때, 대략 100만 원에서 150만 워 사이가 적정 가격대입니다. 물론 케이스의 난이도에 따라 달라질 수 있습니다. 50만 원대는 뭔가 생략된 게 있다고 봐야 합니다. 200만 원 넘어가면 불필요한 비용이 포함됐을 가능성이 높습니다.

"비용을 미리 정확히 알 수 있나요?"

정확한 비용은 검사를 해 봐야 알 수 있습니다. CT를 찍어서 뼈 상태를 확인해야 하거든요.

뼈가 충분하고 단순한 케이스면 기본 비용만 듭니다. 하지만 뼈 이식이 필요하거나, 상악동 거상술이 필요하거나, 잇몸 성형이 필요한 경우는 추가 비용이 발생합니다.

상담 시에 대략적인 견적을 받으실 수 있습니다. 하지만 '확정' 금액은 정밀 검사 후에 나옵니다.

어떤 치과는 처음에 싸게 부르고, 나중에 이것저것 추가하는 곳도 있습니다. "뼈 이식 해야 해요, 추가 50만 원입니다" 이런 식으로요.

반대로 처음부터 정직하게 설명하는 곳도 있습니다. "뼈 상태를 봐야 정확히 알 수 있지만, 뼈 이식이 필요할 수도 있습니다. 그럴 경우 총 비용은 이 정도입니다"라고 미리 말해주는 곳이 신뢰할 만합니다.

"보험 적용되나요?"

만 65세 이상이시면 평생 2개까지 건강보험 적용을 받으실 수 있습니다. 본인 부담금이 30%로 줄어들어서, 한 개당 대략 40만 원 정도에 할 수 있습니다. 하지만 보험 임플란트에도 한계가 있습니다. 65세 미만이거나, 이미 2개를 다 쓰셨다면 전액 본인 부담입니다.

"65세인데 보험으로 하는 게 좋을까요, 비보험으로 하는 게 좋을까요?"

이건 환자분의 선택입니다. 두 가지 옵션을 다 설명해 드리고, 환자분이 결정하시면 됩니다.

보험 임플란트의 장점은 가격입니다. 40만 원이면 부담이 적죠. 그리고 보험 적용 제품들도 어느 정도는 검증된 제품들입니다.

비보험 임플란트의 장점은 선택의 폭입니다. 더 오랜 검증 기간을 가진 제품을 쓸 수 있고, 환자분의 상태에 가장 적합한 제품을 선택할 수 있습니다.

저는 환자분께 두 가지 다 설명해 드립니다. 보험으로 하면 이런 제품을 쓰고 비용은 이 정도이고, 비보험으로 하면 이런 제품을 쓰고 비용은 이 정도라고요. 그러면 환자분이 본인의 상황에 맞춰서 선택하십니다.

"의료보험은 어떤가요?"

일반 실손보험은 임플란트를 보장하지 않는 경우가 많습니다. 치아

보험에 가입되어 있다면, 보험사와 상품에 따라 일부 보장받을 수 있습니다.

보통 치아보험은, 보험 청구하실 때 필요한 서류는 치과에서 발급해 드립니다. 가입하신 보험사에 먼저 확인해 보세요.

한 환자분은 치아보험에 가입되어 있으셨는데, 임플란트 비용의 70%를 보험으로 처리하셨습니다. 본인 부담이 크게 줄어서 좋아하셨습니다.

하지만 보험이 없다고 치료를 미루시면 안 됩니다. 치아는 기다려 주지 않습니다. 오래 방치할수록 뼈가 더 녹고, 결국 치료 비용이 더 늘어납니다.

"가격만 보고 선택해도 될까요?"

절대 아닙니다. 임플란트는 한번 잘못하면 돈과 시간을 두 번 써야 합니다. 50만 원짜리 임플란트가 5년 만에 망가져서 다시 해야 한다면? 결국 100만 원 이상을 쓰는 겁니다. 거기에 시간과 고통까지 더해집니다. 재수술은 처음보다 어렵고, 뼈 손실도 더 큽니다.

120만 원짜리 임플란트가 30년을 간다면? 1년에 4만 원입니다. 한 달에 3천 원 조금 넘는 금액입니다. 하루에 100원입니다. 가격보다 중요한 건 가치입니다. 오래 쓸 수 있는 임플란트가 결국 저렴한 겁니다.

"분할 납부 가능한가요?"

많은 치과에서 카드 할부나 분할 납부를 지원합니다. 한 번에 목돈이 부담스러우시다면, 상담 시 문의해 보세요.

카드사마다 무이자 할부 개월 수가 다릅니다. 2~3개월은 대부분 무이자이고, 길게는 12개월까지 무이자인 곳도 있습니다. 다만 할부 이자까지 고려하셔야 합니다. 장기 할부는 총 비용이 더 늘어날 수 있으니, 신중하게 계획하세요.

어떤 치과는 자체 분할 납부 제도를 운영하기도 합니다. 첫 진료 시 계약금, 수술 시 중도금, 보철 장착 시 잔금, 이런 식으로 나눠서 내는 방식입니다.

"할인 이벤트는 믿어도 되나요?"

신중하셔야 합니다. 모든 할인이 나쁜 건 아니지만, 지나치게 싼 건 의심해 봐야 합니다.

정상 가격이 120만 원인데 100만 원에 해 준다? 이 정도는 합리적인 할인일 수 있습니다. 하지만 정상 가격이 150만 원인데 50만 원에 해 준다? 이건 뭔가 생략하거나 재료를 바꾼 겁니다.

"오늘 계약하시면 50% 할인"이라는 식의 압박 영업도 조심하세요. 좋은 치과는 환자에게 충분한 시간을 줍니다. 다른 곳도 상담해 보시고, 천천히 비교해 보시고, 그러고 나서 결정하셔도 됩니다.

"추가 비용은 없나요?"

투명하게 설명하는 치과를 선택하세요. 처음 상담 시 총 비용을 명확히 말해 주는 곳이 좋습니다. "임플란트 비용 120만 원, CT 촬영 10만 원, 뼈 이식 필요 시 추가 50만 원, 총 예상 비용은 최소 130만 원에서 최대 180만 원입니다" 이런 식으로 말이죠. 나중에 "이것도 추가, 저것도 추가"하면서 계속 금액이 올라가는 곳은 문제입니다.

견적서를 받으시고, 항목별로 꼼꼼하게 확인하세요. 이해 안 되는 항목이 있으면 물어보세요. 좋은 치과는 친절하게 설명해 줍니다.

임플란트는 평생 쓸 수 있는 투자입니다. 가격만 보지 마시고, 어떤 재료로, 어떻게 수술하고, 어떻게 관리할 것인지를 보세요. 수술 시간이

임플란트, 아무거나 하실 건가요?

짧다고 좋은 게 아니라, 정확하게 하는 게 중요합니다. 환자와 충분히 소통하며 진행하는 게 중요합니다. 싸다고 좋은 게 아니라, 오래 쓸 수 있는 게 중요합니다.

당뇨나 고혈압이 있어도, 잘 관리되고 있다면 임플란트 할 수 있습니다. 하지만 담배는 끊으셔야 합니다. 임플란트의 수명을 반으로 줄이는 게 담배입니다.

보증 기간보다 중요한 건, 처음부터 잘 되는 겁니다. 그리고 그건 의사의 실력과 환자의 관리, 둘 다에 달려 있습니다.

비용이 부담스러우시다면, 그것도 솔직하게 말씀하세요. 분할 납부 방법도 있고, 보험 적용 가능한지도 확인해 볼 수 있습니다. 환자분의 상황에 맞는 최선의 방법을 함께 찾을 수 있습니다.

궁금한 게 있으시면, 상담 시 편하게 물어보세요. "이런 걸 물어봐도 되나?" 하는 질문은 없습니다. 여러분의 몸에 들어갈 것이고, 여러분이 비용을 지불하는 것입니다. 모든 걸 명확하게 이해하고 결정하실 권리가 있습니다.

좋은 치과는 환자의 질문을 귀찮아하지 않습니다. 오히려 많이 물어

보시는 환자분이 나중에 관리도 잘하십니다. 자신의 치료에 관심이 많
다는 뜻이니까요.

임플란트는 단순히 치아를 대체하는 게 아니라, 앞으로 수십 년을 함
께할 동반자입니다. 신중하게 선택하시고, 선택 후에는 잘 관리하세요.
그러면 임플란트는 여러분의 삶의 질을 크게 높여 줄 것입니다.

에필로그

10년 후에도 후회 없는 선택을 하시길

진료실에서 환자분들을 만나다 보면, 가장 안타까운 순간이 있습니다. 다른 곳에서 임플란트를 하고 몇 년 만에 찾아오셨는데, 이미 회복하기 어려운 상태가 된 경우입니다.

"그때는 잘 몰랐어요. 그냥 가격만 보고 결정했죠."
"수술할 때는 괜찮았는데, 왜 이렇게 됐는지 모르겠어요."
"다른 치과에서는 괜찮다고 했는데, 여기 와 보니 뼈가 많이 녹았다고 하시네요."

이런 말씀을 들을 때마다, 가슴이 먹먹해집니다. 조금만 더 신중하게 선택하셨더라면, 조금만 더 정확한 정보를 알고 계셨더라면, 이런 일은 없었을 텐데 하는 안타까움이 듭니다. 그리고 이 책을 쓰게 된 이유를 다시 떠올립니다.

임플란트가 만족스럽기는, 생각보다 쉽지 않습니다.
많은 분들이 이 사실을 모릅니다. 아니, 알기 어렵습니다. 왜냐하면 수술 직후에는 대부분 괜찮아 보이기 때문입니다.

씹을 수 있고, 통증도 없고, 겉으로 보기에는 자연 치아와 비슷합니다. 치과에서도 "잘 됐습니다"라고 말합니다. 환자분도 "생각보다 괜찮네요"라고 안심합니다. 하지만 진짜 문제는 그때가 아닙니다. 3년 후, 5년 후, 10년 후에 나타납니다.

처음에는 미세하게 시작됩니다. 잇몸이 조금씩 내려가기 시작합니다. 임플란트 주위로 염증이 생깁니다. 씹을 때 가끔 불편함이 느껴집니다. "원래 이런가?" 하며 넘어갑니다.

그러다 어느 날, 확실히 이상하다는 걸 느낍니다. 음식을 씹을 때마다 통증이 옵니다. 잇몸이 많이 내려가서 임플란트 나사가 보입니다. 흔들립니다. 그제야 치과를 찾습니다.

검사를 해 보니 주변 뼈가 많이 손상돼 있습니다. 염증이 깊숙이 퍼져 있습니다. 최악의 경우, 임플란트를 제거해야 합니다. 그리고 그 자리는 이미 뼈가 많이 손실돼서, 다시 심기도 어려운 상태가 됩니다.

왜 이런 일이 벌어질까요?

근 10년간 수많은 임플란트 케이스를 보면서 깨달은 것이 있습니다.

만족스러운 임플란트와 그렇지 않은 임플란트의 차이는, 수술 당시에 이미 결정된다는 것입니다.

식립 각도가 1도만 틀어져도, 교합력은 한쪽으로 집중됩니다. 매번 음식을 씹을 때마다 그 부담은 누적되고, 5년, 10년이 지나면 뼈가 견디지 못하고 무너집니다.

깊이가 1mm만 얕아도, 주변 뼈는 서서히 녹기 시작합니다. 당장은 문제가 없어 보이지만, 시간이 지날수록 임플란트 주위염이 발생할 가능성이 높아집니다.

충분한 뼈 없이 억지로 심으면, 초기 고정력이 약합니다. 뼈와 임플란트가 제대로 붙지 않고, 결국 실패로 이어집니다.

검증되지 않은 재료로 수술하면, 5년 후 생존율은 검증된 재료와 비교할 수 없을 만큼 차이가 납니다. 데이터가 이를 명확히 보여 줍니다.

보철물이 정밀하지 않으면, 교합이 맞지 않습니다. 0.1mm의 오차가 10년 동안 수만 번 반복되면서 임플란트 전체를 망가뜨립니다.

문제는, 이런 것들이 당장 눈에 보이지 않는다는 점입니다.

수술 직후에는 모든 게 괜찮아 보입니다. 각도가 1도 틀어졌는지, 깊이가 0.5mm 얇은지, 보철물에 0.1mm 오차가 있는지, 환자분이 알 수 있는 방법이 없습니다.

그래서 더 위험합니다. 문제가 있는지조차 모른 채 시간이 흐르고, 돌이킬 수 없는 상태가 된 후에야 깨닫게 됩니다.

많은 분들이 임플란트를 '치료'로 생각합니다.
아픈 곳을 고치면 끝나는 것처럼요. 감기 걸렸을 때 약 먹고 나으면 끝나는 것처럼요.

하지만 임플란트는 그런 게 아닙니다. 임플란트는 치료가 아닙니다. **평생을 함께할 동반자입니다.**

생각해 보십시오. 자연 치아를 잃은 자리에 새로운 뿌리를 심는 것입니다. 앞으로 수십 년 동안 하루 세 번 음식을 씹어야 하고, 매일 수천 번의 교합력을 견뎌 내야 합니다.

평생 동안 뜨거운 음식, 차가운 음식, 딱딱한 음식, 질긴 음식을 만나게 됩니다. 세월이 흐르면서 잇몸도 변하고, 뼈도 변하고, 주변 치아도 변합니다. 그 모든 변화 속에서도 문제없이 기능해야 합니다. **그 긴 시간 동안 제대로 기능하려면, 처음부터 원칙대로 해야 합니다.**

집을 지을 때를 생각해 보십시오. 기초 공사가 잘못되면, 겉으로는 멀쩡해 보여도 시간이 지나면서 문제가 생깁니다. 벽에 금이 가고, 문이 안 닫히고, 결국 큰 수리를 해야 합니다.

임플란트도 똑같습니다. 처음 심을 때 정확하게, 원칙대로 하지 않으면, 나중에 반드시 문제가 생깁니다.

"싸게 해 드릴게요"라는 말이 불편한 이유도 여기에 있습니다.

가격을 낮추려면 어딘가를 포기해야 합니다. 물리 법칙을 거스를 수 없듯이, 경제 법칙도 거스를 수 없습니다.

검증된 재료 대신 저가 브랜드를 쓰거나, 정밀한 진단 과정을 생략하거나, 충분한 상담 시간을 줄이거나, 보철물을 외주로 돌려 정밀도를 포기하거나, 필요한 뼈 이식을 건너뛰거나.

그 '포기'의 대가는 당장 나타나지 않습니다. 하지만 결국 환자분이 10년 후에 치르게 됩니다. 재수술 비용, 고통, 시간, 그리고 다시는 돌아오지 않는 건강한 뼈까지.

저는 환자분들께 항상 이렇게 말씀드립니다.

"지금 조금 더 신중하게 선택하시면, 10년 후에 후회하지 않으실 겁

니다."

이 책을 쓴 이유는 단순합니다. 환자분들이 올바른 선택을 하실 수 있도록 돕고 싶었습니다. 광고나 가격에 현혹되지 않고, 정말 중요한 것이 무엇인지 알고 결정하시길 바랐습니다.

요즘 거리를 걸으면 임플란트 광고가 넘쳐납니다. "1개 49만 원", "당일 식립 당일 식사", "뼈 이식 없이도 가능", "무이자 할부". 화려한 문구들이 눈길을 끕니다.

환자분들은 혼란스러워합니다. "어디가 좋은 건가요?", "왜 가격이 이렇게 차이가 나나요?", "싼 곳에서 해도 괜찮을까요?"

이런 질문들에 제대로 된 답을 드리고 싶었습니다. 마케팅이 아닌, 진실을 말씀드리고 싶었습니다.

임플란트는 비싼 치료입니다. 시간도, 비용도, 용기도 필요합니다. 수술이라는 과정을 거쳐야 하고, 몇 달간 기다려야 하고, 적지 않은 돈을 지불해야 합니다.

그렇기에 더욱 신중해야 합니다. 한 번의 잘못된 선택이 평생의 불편

임플란트, 아무거나 하실 건가요?

함으로 이어질 수 있기 때문입니다.

이 책에서 말씀드린 원칙들은 거창한 것이 아닙니다. 정밀하게 진단하고, 정확하게 심고, 정밀한 보철물을 만들고, 충분한 뼈를 확보하는 것. 검증된 재료를 사용하고, 숙련된 손길로 수술하고, 환자와 충분히 상담하는 것.

당연히 지켜져야 할 기본입니다. 하지만 현실에서는 이 '당연한 기본'이 지켜지지 않는 경우가 많습니다. 빨리, 많이, 싸게 하려다 보면 어쩔 수 없이 타협하게 됩니다. 그 타협의 결과를 보면서, 이 책이 필요하다고 느꼈습니다.

임플란트를 고민하고 계신다면, 서두르지 마십시오. 충분히 상담받으시고, 질문하시고, 비교하십시오. 치과 의사가 어떤 원칙을 가지고 있는지, 어떤 재료를 사용하는지, 보철물은 어떻게 만드는지, 뼈가 부족할 때 어떻게 하는지 물어보십시오. 명확하게 답하지 못하거나 얼버무린다면, 다른 곳을 알아보십시오.

가격이 저렴하다고 무조건 나쁜 것은 아닙니다. 하지만 가격만 보고 결정해서는 안 됩니다. 왜 그 가격인지, 무엇을 포기했는지, 10년 후에도 문제없을지 꼼꼼히 따져 보십시오. **그리고 가격보다는 '10년 후'를**

생각하며 결정하십시오. 지금 10만 원, 20만 원 아끼려다가, 10년 후에 수백만 원을 들여 재수술하는 일이 생기지 않도록 말입니다. 무엇보다 **돈으로도 살 수 없는 건강한 뼈를 잃지 않도록 말입니다.**

좋은 재료로, 정확한 수술로, 정밀한 보철로 완성된 임플란트는 평생 당신과 함께할 것입니다. 매일 식사할 때마다, 웃을 때마다, 말할 때마다, 그 선택이 옳았음을 느끼실 수 있을 것입니다. 10년이 지나도, 20년이 지나도, "그때 제대로 했길 정말 잘했다"고 생각하실 것입니다.

반대로, 서둘러 결정하거나 가격만 보고 선택한다면, 언젠가 후회하는 날이 올 수 있습니다. "그때 조금만 더 알아볼걸", "좀 더 신중하게 결정할걸" 하고요. **그때는 돌이키기 어렵습니다.**

마지막으로 한 가지만 더 말씀드리고 싶습니다. 임플란트를 하신다는 것은, 단순히 잃어버린 치아를 채우는 것 이상의 의미입니다.

편하게 식사하고, 자신 있게 웃고, 건강하게 살아갈 수 있는 기회입니다. 삶의 질을 회복하는 일입니다. 그렇기에 이 기회를 소중히 여기시길 바랍니다. 신중하게 선택하시고, 제대로 관리하시고, 평생 건강하게 사용하시길 바랍니다.

이 책을 읽어 주신 모든 분들께 진심으로 감사드립니다.

여러분 모두 10년 후에도, 20년 후에도 후회 없는 선택을 하시길 바랍니다. 임플란트가 단순히 잃어버린 치아를 대체하는 것을 넘어, 삶의 질을 회복하고 자신감을 되찾는 계기가 되기를 바랍니다. **건강한 미소로 평생을 함께하시길 응원합니다.**

2025년 봄
진료실에서

임플란트,
아무거나 하실 건가요?

ⓒ 박승우, 김정무, 2025

초판 1쇄 발행 2025년 12월 23일

지은이   박승우, 김정무
펴낸이   이기봉
편집   좋은땅 편집팀
펴낸곳   도서출판 좋은땅
주소   서울특별시 마포구 양화로12길 26 지월드빌딩 (서교동 395-7)
전화   02)374-8616~7
팩스   02)374-8614
이메일   gworldbook@naver.com
홈페이지   www.g-world.co.kr

ISBN   979-11-388-5143-5 (04510)
ISBN   979-11-388-5141-1 (세트)